# ようこそ!
# 横田ペリオ道場へ

―命と心と歯周病―

横田 誠 著

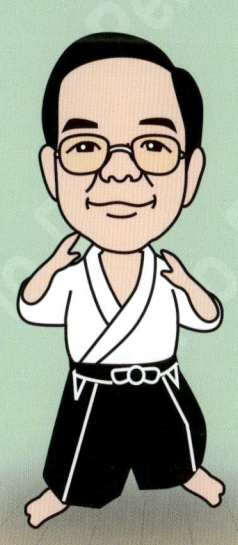

医歯薬出版株式会社

This book was originally published in Japanese
under the title of :

YOUKOSO! YOKOTA PERIO DOUJYOU-E
—INOCHI TO KOKORO TO SISYUBYOU
(Welcome to Yokota's perio-school! —Life, Heart and Periodontal disease)

YOKOTA, Makoto
 Emeritus Professor of The Kyushu Dental College
 The principal of The Yokota Private School

© 2011 1st ed.

ISHIYAKU PUBLISHERS, INC.
 7-10, Honkomagome 1 chome, Bunkyo-ku,
 Tokyo 113-8612, Japan

# はじめに

　筆者は長年，慢性疾患である歯周病に取り組んできましたが，この疾患には重症化を未然に防ぐ予防が最も大事なことを確信しております．今日のように重篤な疾患をもたらす慢性疾患にかかる人の多さや，医療保険制度の現状を思えば，予防を重視することは喫緊の医療の課題といえます．この間，世界的にもエビデンスの蓄積により歯周病が全身に大きな影響を及ぼすということが明らかにされてきました．東洋医学でも歯周病は未病，すなわち重篤な全身疾患を引き起こす前の兆しとしての疾患に位置づけています．歯周治療は，全身疾患における事前対応型医療なのです．

　わが国では，歯を失う理由の主たる原因の1つである歯周病は，40代を過ぎると国民の約8割を超えるほどの疾患です．歯周治療は，今日でこそ歯科のポピュラーな治療になりましたが，まだまだ国民にその重要性は十分に伝わっていないのが実情です．今日の歯周治療は，私が初めて取り組んだ40年前に比べて歯周組織再生法等の技術も加わり，大きく進歩しましたが，プラークコントロールを含めた歯周基本治療が最も重要で治療の根幹をなすものあることに変わりがありません．そして，歯周病は，術者の治療技術だけで治らないことも古くて新しい課題でもあります．歯周病は，患者さんの病状への理解と取り組む意識が変わらなければ達成できないからです．ここに歯周治療の難しさがあります．歯周治療を成功させるには，術者として患者さん一人ひとりの状況に合った説明をするいくつもの引出しをもたなければなりません．そこで，歯周治療の原点に立ち返り，これまで指摘されてこなかった人間的な見地から歯周病を捉え，「歯周病とは何か」，「なぜ歯周病を治さなければならないのか」を正しい根拠に基づいて患者さんに伝えることが大切となってきます．

　本書は，これまでの私たちの研究で気付いたことを，現場で取り組む歯科衛生士の皆さんにわかりやすく伝えたいと思いデンタルハイジーンに2009年1月号〜2009年10月号に連載させていただいた記事がベースとなっています．歯周治療においては，専門職としてきちんと患者さんに向き合い，そして上手に伝える技術を身につけておくことが大切です．そのためには，繰り返し繰り返し行う患者さんとの間合いのとり方，プラークコントロールという腕の訓練，いわば「修行」が必要になります．そこで，本書のタイトルを「横田ペリオ道場」と名付けました．

　本書が，歯周治療の現場で働く多くの歯科衛生士の皆さんにお役に立つことを願っております．

　2011年9月

横田　誠

# 目次

**序章**     **1**
    1. はじめに——長寿者はよく噛んでいる     1
    2. 口の機能は，健康のベース     2

**1章 歯周基本治療**     **4**
    1. 歯周治療効果の鍵は歯周基本治療     4
       1）歯周基本治療の導入の歴史と効果（SRP の効果）     4
       2）歯周基本治療反応の標準値の設定     4
    2. 歯周基本治療後の予測     6
       1）歯周基本治療の効果と再評価の意義     6
       2）歯周基本治療後における歯周ポケット減少の個人ごとの評価     7
       3）患者説明に便利な診査表の使い方     8
    3. 自然治癒力を引き出すための歯周基本治療     9

**2章 新型歯ブラシとプラークコントロール**     **11**
    1. 歯ブラシの散髪屋さん     11
       1）すべての歯周治療はプラークコントロールに依存する     11
       2）プラークはどこに残りやすいのか     11
       3）歯ブラシの散髪屋さん     12
       4）Peritect V（ペリテクト）の開発     14
    2. プラークコントロールは脱メタボ対策     16

**3章 "歯"の浮くような話**     **20**
    1. 歯が浮くとは     20
       1）歯肉の腫れは歯根膜の腫れ     20
       2）歯周ポケットは歯を浮き上がらせる     20
       3）歯周ポケットが早期接触を作る原因——早期接触の発生要因と
         外傷性咬合，歯周組織破壊のメカニズムは整理されていなかった     20
       4）歯の隙間は歯周ポケットが原因だった     21
    2. スケーリング・ルートプレーニングでも歯は浮く     22

**4章 歯周病と全身疾患**     **24**
    1. 歯周治療で脱メタボ     24

1）特定健康診査・特定保健指導　　　　　　　　　　　　　　　　　24
　　2）糖尿病とはどんな病気でしょうか　　　　　　　　　　　　　　　25
　　3）フラミンガムスタディからメタボリックシンドローム　　　　　　25
　　4）世界と日本の糖尿病事情　　　　　　　　　　　　　　　　　　　25
　　5）歯周病と糖尿病の密接な関係　　　　　　　　　　　　　　　　　26
　　6）歯周病治療がもたらす糖尿病への効果　　　　　　　　　　　　　27
　　7）歯周治療と抗菌薬の併用で血糖値が下がる　　　　　　　　　　　28
　　8）歯周治療で糖尿病が改善した症例　　　　　　　　　　　　　　　28
　2．歯周病は病の入口　　　　　　　　　　　　　　　　　　　　　　　30
　　1）日本人の死因トップは？　　　　　　　　　　　　　　　　　　　31
　　2）歯周病と血管疾患の関係について　　　　　　　　　　　　　　　31
　　3）歯周病と呼吸器疾患の関係について　　　　　　　　　　　　　　32
　　4）早産を予防して元気な赤ちゃん　　　　　　　　　　　　　　　　33
　3．咀嚼して脱メタボ　　　　　　　　　　　　　　　　　　　　　　　34
　　1）自分の歯を残して医療費抑制　　　　　　　　　　　　　　　　　34
　　2）フレッチャーさんの完全咀嚼法　　　　　　　　　　　　　　　　34
　　3）歯周組織が健康でないと噛めないことをご存じですか　　　　　　35
　　4）よく噛めば血糖値が下がる　　　　　　　　　　　　　　　　　　36
　　5）血糖コントロールには咀嚼能力の回復が重要　　　　　　　　　　37
　　6）噛めない人にはCデンチャーで歯に松葉杖を　　　　　　　　　　38

## 5章　歯周病と精神的ストレス　　　　　　　　　　　　　　　　　　　39
　1．なぜ怖い？　歯科治療　　　　　　　　　　　　　　　　　　　　　39
　　1）"歯科治療は怖い"という恐怖の刷り込み　　　　　　　　　　　　39
　　2）麻酔のない時代の歯科治療は"拷問"　　　　　　　　　　　　　　40
　　3）恐怖を引き起こすメカニズム　　　　　　　　　　　　　　　　　41
　　4）生命の入り口の「口」を触るな　　　　　　　　　　　　　　　　41
　　5）「不安の度合い」が生体にどう影響するか？　　　　　　　　　　41
　　6）浸潤麻酔に対して不安の高い人は血圧や脈拍にも大きな影響を
　　　　及ぼす！　　　　　　　　　　　　　　　　　　　　　　　　　42
　　7）不安の高い人は，浸潤麻酔時に血中カテコールアミンを増大させる
　　　　　　　　　　　　　　　　　　　　　　　　　　　　　　　　　43
　　8）不安が強いと「痛み」にも敏感に　　　　　　　　　　　　　　　43
　　9）原因不明の痛みや不定愁訴の訴え
　　　　──身体表現性疾患としての口腔症状　　　　　　　　　　　　44
　　10）歯周治療は心理療法でもある?!　　　　　　　　　　　　　　　44
　2．よく噛んでストレス発散　　　　　　　　　　　　　　　　　　　　46

1）食事によって興奮をおさめる副交感神経が働く　　　　　　　　47
　　　2）噛むとストレス解消のメカニズムが作動する　　　　　　　　　47
　　　3）チューインガムでストレス解消　　　　　　　　　　　　　　　47
　　　4）歯ぎしりとストレス　　　　　　　　　　　　　　　　　　　　48
　　3．歯周病と体機能の深い関係　　　　　　　　　　　　　　　　　　　49
　　　1）失いつつある噛む習慣　　　　　　　　　　　　　　　　　　　49
　　　2）噛むことは脳の活性化につながる　　　　　　　　　　　　　　49
　　　3）よく噛むには歯肉が健康であることが前提　　　　　　　　　　49

## 6章　咀嚼と歯列と顔の関係　　　　　　　　　　　　　　　　　　　　51
　　1．歯列スクラム理論　　　　　　　　　　　　　　　　　　　　　　　51
　　　1）歯列はスクラム理論で決定づけられている　　　　　　　　　　51
　　　2）揺れている歯は重症化しやすく治りにくい　　　　　　　　　　52
　　2．噛む力の個人差　　　　　　　　　　　　　　　　　　　　　　　　52
　　　1）噛む力と運動機能　　　　　　　　　　　　　　　　　　　　　52
　　　2）20kgから200kgまで大きな幅　　　　　　　　　　　　　　　　52
　　　3）噛む力と顔の形態は関連する　　　　　　　　　　　　　　　　53
　　3．口（くち）ポカーンが増えている　　　　　　　　　　　　　　　　54
　　　1）口唇閉鎖不全と口呼吸　　　　　　　　　　　　　　　　　　　54
　　　2）口唇閉鎖不全と口呼吸の何が悪いのか？　　　　　　　　　　　54
　　4．歯周治療で小顔になる！？　　　　　　　　　　　　　　　　　　　55
　　　1）歯列はスクラム理論で維持されている
　　　　（歯と歯の接触関係は変化する）　　　　　　　　　　　　　　　55
　　　2）歯周病を治すと小顔になる　　　　　　　　　　　　　　　　　56
　　　3）口腔内に何が起こったのか　　　　　　　　　　　　　　　　　56
　　　4）歯周治療は顔面のエクササイズ？　　　　　　　　　　　　　　57
　　　5）歯間離開度の拡大　　　　　　　　　　　　　　　　　　　　　58

## 7章　咬合と歯周病の関係　　　　　　　　　　　　　　　　　　　　　62
　　1．歯は壊れる　　　　　　　　　　　　　　　　　　　　　　　　　　62
　　　1）歯の破壊と症状　　　　　　　　　　　　　　　　　　　　　　62
　　　2）歯ブラシと楔状欠損（WSD）　　　　　　　　　　　　　　　　62
　　　3）楔状欠損（WSD）の頻度　　　　　　　　　　　　　　　　　　63
　　　4）アブフラクションとは　　　　　　　　　　　　　　　　　　　63
　　　5）根面クラックの再現実験　　　　　　　　　　　　　　　　　　64
　　　6）高齢者の歯肉退縮とセメント質破壊の関係　　　　　　　　　　65

7）高齢化社会では歯の壊れを考慮した歯周治療が必要　　66
　　　8）まとめ　　67
　2. 第二大臼歯（7番）が抱える10の問題とその解決　　67
　　　1）7番は歯列の中で最も破壊が大きい　　68
　　　2）7番の歯は最も早く失われる　　69
　　　3）7番はプラークコントロールが最もむずかしい　　70
　　　4）7番は歯周基本治療に対する治療反応が最も悪い　　70
　　　5）歯周外科における直視直達が難しい　　71
　　　6）7番は5割の咬合力を担っている　　71
　　　7）7番は後方隣接歯による接触点支持がない　　72
　　　8）7番遠心はセメント質が破壊されやすい　　72
　　　9）7番は心の問題に関連する　　72
　　　10）根分岐部が破壊されやすい　　72

# 8章　歯科医師と患者の意識改革　　74
　1. 正しいプラークコントロールを習慣づける　　74
　　　1）意識改革のための情報　　74
　　　2）当たり前のことだから難しい　　74
　　　3）「糖尿病」とよく似ている「歯周病」　　75
　　　4）歯周病にも重点的な「歯周病教育的指導」を　　75
　　　5）外的圧力による指導　　76
　　　6）プラークコントロール指導にはコミュニケーション能力が必要　　76
　　　7）プラークコントロールと性格傾向　　77
　　　8）あるとき気づきが生まれた患者　　78
　　　9）内的要因によるモチベーション　　79
　　　10）選択理論によるプラークコントロールモチベーション　　80
　2. おわりに　　81

**あとがき**　　82

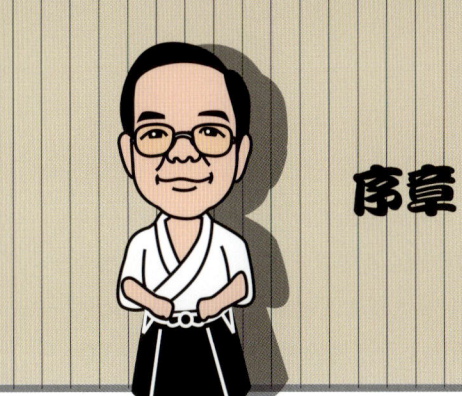

# 序章

##  1. はじめに ── 長寿者はよく噛んでいる

　長寿者に比較的共通していることの一つに，よく噛んで食べること，つまり咀嚼の重要性を認識し自ら実行されていることがあります．103歳の長寿者の顔をご覧にいれます．表情筋が，発達しており，まるでほっぺに筋肉のコブができているようではありませんか．私たちが幸せな顔を描くとこんな顔になりますね（図1）．顔をよくみると，大頬骨筋：口角を上方にひく．小頬骨筋，上唇挙筋，上唇鼻翼挙筋，口角挙筋などが上方に引っ張られて，これらの抗重力筋が発達していることがわかります．抗重力筋が引き上げられると，セロトニンが出やすいといわれています．逆に情けない顔，失敗したとき，疲れたときの表情は表情筋が垂れ下がった顔になりますね．こんな時はセロトニンの分泌が減少しているといわれています．セロトニンは，人間の感情や情動などの精神面に密接な関係がある神経伝達物質で，不足するとうつ病などにかかることで注目されています．また，食欲や睡眠，生殖をはじめ多くの体の機能に関係することも知られてきました（47頁参照）．

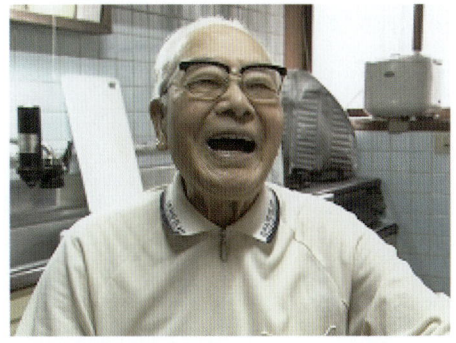

**図1　咀嚼の重要性を唱えている長寿者**
　表情筋が発達しているのがひと目でわかります（写真掲載許諾済）．

1

## 2. 口の機能は，健康のベース

　現代社会では，医学・医療の発達により，多くの人々は疾病から回復する機会に恵まれ，健康を維持しやすくなった一方，我々を取り巻くさまざまな環境の中で健康を阻害する要因もますます増加してきていることも事実です．健康を維持するためには，日々の生活の中で，そういった要因に対してどのように対処するかが問題ですが，なんといっても最終的には個人の考え方や行動に大きく依存します．

　アブラハム・マズロー（1908～1970，アメリカ，心理学者）が唱えた「欲求段階説」は，人間の基本的欲求や行動についてわかりやすく提示した有名な心理学理論です．これは，「マズローの欲求5階層説」とよばれていますが，人は，①生理的欲求（physiological need），②安全の欲求（safety need），③社会的欲求（social need/love and belonging），④承認の欲求（esteem），⑤自己実現の欲求（self actualization）の5つの基本欲求をもっており，下位の欲求が満たされれば，次の段階の欲求が強くなるというように，人間の本性は成長し続ける存在であるという説です．

　さらに，ウィリアム・グラッサー（アメリカ，精神科医）が開発した「選択理論」は人の行動を新たな視点から解析した心理学理論として注目されています．人は遺伝子によって組み込まれた5つの基本的欲求――①生存，②愛と所属，③力，④自由，⑤楽しみに駆り立てられて行動を起こし，5つの欲求を満たすように自分の価値観など内面から動機づけられて自ら選択して行動するとしています．自分の不幸や欲求の満たされない原因は，他人のせい，あるいは環境など外的要因にあると考えがちですが，すべて自分の行動や思考の結果であるというものです（77頁参照）．

　これらの理論は，いずれも人の欲求や行動の原理をわかりやすく説明したものですが，両者とも第1番目の欲求として生理的な，あるいは生存に関わる欲求をあげています．つまり，自己の欲求を満たすためには健康が基本であることを示しています．そこで，私は，健康を維持する方法について取りあげたいと思います．

　近年，「食育基本法」が制定されました．これはわが国の偏った食生活の乱れによる肥満や糖尿病をはじめとする生活習慣病の増大が若い世代に及ぶようになったという背景があります．食生活の改善は，喫緊の社会問題ともいえます．そして，その食生活を支えるのは，なんといっても口の機能です．

　生理的な欲求や生存に関わる欲求なかでも，「食べる」欲求は最も基本的な欲求です．また，食べる欲求は，心の問題にも大きな影響を及ぼします．現在，健康や医療への関心が高まってはいるものの，サプリメントや「これを食べると育つ」とか，「これを食べると元気になる」といった情報に一喜一憂し，食べ物と全身の健康の関係ばかりに目がいきがちです．しかし，食べ物や健康を語る前に，食べることが不自由なくできるか否かが重要な問題です．健康を失うと多くを失います．ところが，健康のベースに口の役割が重要であることが忘れられています．口の機能が阻害される歯周病は，生活習慣病の一つに挙げられておりますし，とりわけ高齢者の口の中は，悪化

したまま放置されているに等しい状況です．超高齢社会になり，美味しく食べることは，高齢者にとって大切にすべき楽しみの一つとなってきました．先の長寿者の例のように，よく噛んで食事を味わうことが，全身の健康を保つ秘訣でもあり，若いうちから口の健康を維持していくことが，増大する医療費に歯止めをかけることにつながると考えております．

　本書は，このようなことを思いながら，私たちのこれまでの研究をベースにして歯周病と健康に関わる問題をわかりやすくまとめてみたものです．本書を患者さんへの情報提供に役立てていただければ幸いです．

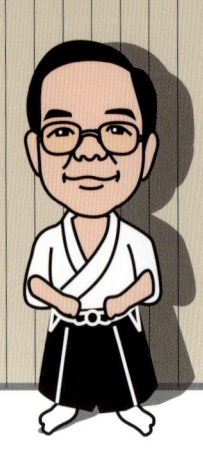

# 1章　歯周基本治療

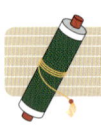

## 1. 歯周治療効果の鍵は歯周基本治療

### 1）歯周基本治療の導入の歴史と効果（SRPの効果）

　世界における歯周病治療は，1950年代以前から外科処置に重点を置いた治療法が導入されており，長い間「歯周病治療には外科処置を」という考え方が定着していました．しかし，手術をしても次々に再発する実態から手術前に行う初期治療（歯周基本治療）の重要性が1950～1960年代にかけてアメリカで提唱されてきました．当初は，歯周基本治療とは言わず，イニシャルプレパレーション（初期治療）とよばれていました．

　その後，研究者の間で，「さっさと手術すべきだ」，「いや，初期治療を長く続けると効果がある」などの論争が繰り広げられましたが，1970～1980年代にかけて臨床的に初期治療の効果が立証されたのです．しかしその論争のさなかにわが国では，初期治療という言葉だけが導入されたため，その意味が十分に理解されにくかったという事情がありました．

　ちなみに，初期治療（歯周基本治療）とは，プラークコントロール，スケーリング，ルートプレーニングの3つを中心とした治療のことをさします．1996年の日本歯科医学会の「歯周病の診断と治療のガイドライン」では，初期治療の治療内容は，歯周治療のすべての期間を通じて行われるものなので，名称は「初期治療よりむしろ歯周基本治療が妥当ではないか」ということになり，この日本独特のよび方が定着しました（表1-1）．

　歯周基本治療としての処置が医療保険の中で点数として評価されたのは1996年ですから，わずか15年前のことです．日本の歯周基本治療は，まだまだ歴史が浅いといえます．

### 2）歯周基本治療反応の標準値の設定

　1970年代後半，私は東京医科歯科大学の助手としてプラークコントロールやスケーリングに熱心に取り組んでいました．当時から，プラークコントロールを徹底す

表1-1 歯周基本治療の内容

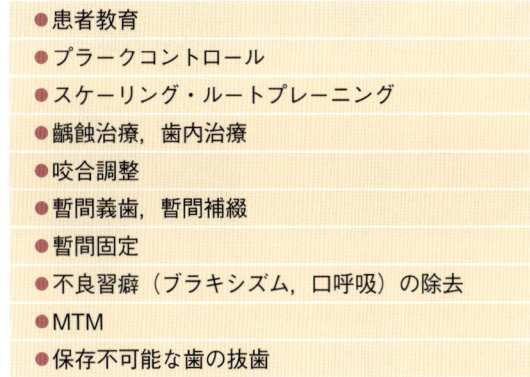

- 患者教育
- プラークコントロール
- スケーリング・ルートプレーニング
- 齲蝕治療，歯内治療
- 咬合調整
- 暫間義歯，暫間補綴
- 暫間固定
- 不良習癖（ブラキシズム，口呼吸）の除去
- MTM
- 保存不可能な歯の抜歯

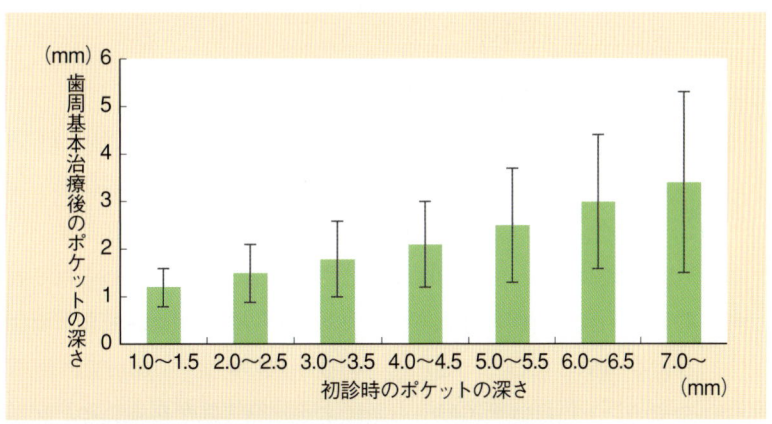

図1-1 歯周基本治療における歯周ポケット減少の基準値
　41人の患者における初診時と歯周基本治療後の歯周ポケットの深さを計算し，標準値を出したものです．

ればするほど歯周炎に対して高い治療効果があることに気づきはじめていました（図1-1）．また歯周病の治療において，適切なスケーリングが驚くべき効果を発揮することについても大きな関心を寄せていました．つまり，正しいプラークコントロールをベースにした歯周基本治療を行えば，歯周外科手術件数がかなり減るはずだという確信をもちました（図1-2）．

　そして，鹿児島大学歯学部へ助教授として異動した1980年，ときはルービックキューブが大流行し，ゲームウォッチが発売されたころです．大学に歯学部付属の病院ができたばかりで患者数も少なかったため，じっくり時間をかけた臨床研究ができる環境にありました．そこで，徹底した初期治療（歯周基本治療）で歯周ポケットがどの程度減少するのか，という標準的尺度（物差し）を作ることを目的とした研究に取り組むことを決意しました．当時は「初期治療」という言葉がようやく広がり始めようとしていましたが，歯周病の治療は難しいと考えられ，取り組む人が非常に少なかった時代の話です．

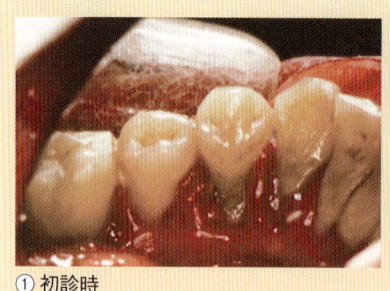
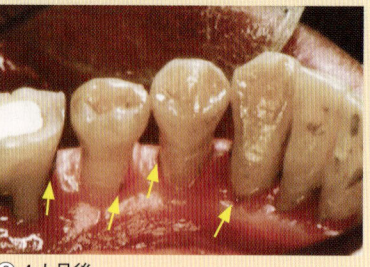

①初診時　　　　　　　　　②4カ月後

**図1-2** 歯石除去を行わず歯肉縁上プラークコントロールのみを行った口腔の変化

患者さんの同意を得て，SRPを行わずに歯肉縁上プラークコントロールだけを4カ月間続けた結果，歯肉縁下歯石が見え始め，軟かい歯石は自然に取れ始めました．

### 3）歯石の除去とルートプレーニング

　家庭におけるプラークコントロールの習慣化は，歯周病の予防のみならず治療としての効果も十分に得られるものですが，歯科医療専門職による歯石の除去とルートプレーニングによって歯周組織は本格的に改善されていきます．

　歯周病の進行と歯石の沈着には強い関連があると認められて以来，歯周基本治療において「スケーリング」と「ルートプレーニング」は最も重要な処置と考えられるようになってきました．さらに1970年代の研究[1]によって，歯周ポケット中に露出したセメント質には細菌の内毒素による細胞毒性があることが発見されてからは，露出セメント質を取り除くことを目的としたルートプレーニングが広く行われるようになりました．

　一方で，根面が平らで滑らかなことと歯周組織の治癒とは直接関係しないことがわかっています．しかし今のところ，できるだけ感染の根面を平らで滑らかにすることが，歯肉縁下の刺激物質や根面の細菌内毒素を取り除くために重要であることは間違いありません．

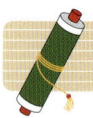

## 2. 歯周基本治療後の予測

### 1）歯周基本治療の効果と再評価の意義

　さて鹿児島大学時代の研究では，プラークコントロールレコード値（PCR値）10％以下を維持している患者さんを選び出し，歯周ポケット内洗浄，歯石除去，ルートプレーニングなどの歯周基本治療を実施し，4カ月後に再評価を行いました．その結果，初診時のポケットが3 mmの部位は歯周基本治療後に1.8±0.8 mm，5 mmの部位は2.5±1.2 mm，7 mmの部位は3.4±1.9 mmと大幅なポケット減少を示しました．さらにPCR値10％以下に達したころには以前歯肉縁下にあった歯石が見え始め，軟らかい歯石の場合はときには自然脱落する場合があることを確認することができました

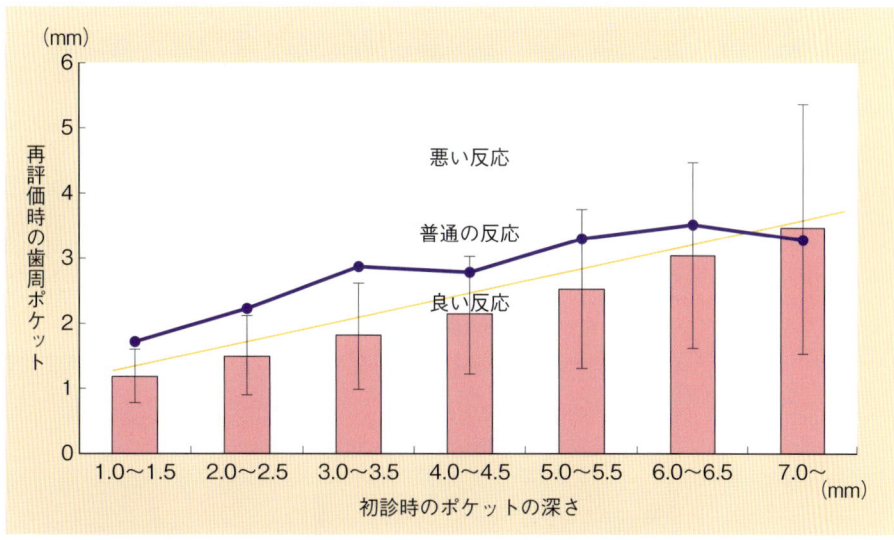

**図 1-3　再評価法**
再評価基準データー（図 1-1 参照）上に対象患者再評価におけるポケット深さをプロットして基準値を比較したものです．
基準値より上が治りが悪い，下が治りが良いデータです．この症例は比較的治りが悪いと評価されます．

（図 1-2）．

## 2）歯周基本治療後における歯周ポケット減少の個人ごとの評価

　一連の歯周基本治療によって歯周ポケットがどのように反応するかを確認することは，再評価の中で最も重要な意義をもっています．歯周ポケットの減少反応によって，歯周基本治療の継続が必要か歯周外科処置に切り替えるかを正しく判断することがで

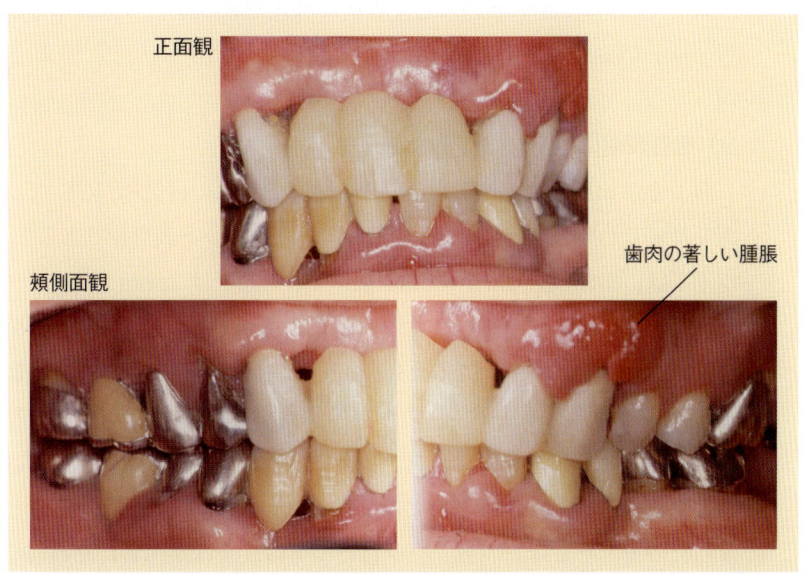

**図 1-4　初診時の歯肉の腫れた状態**

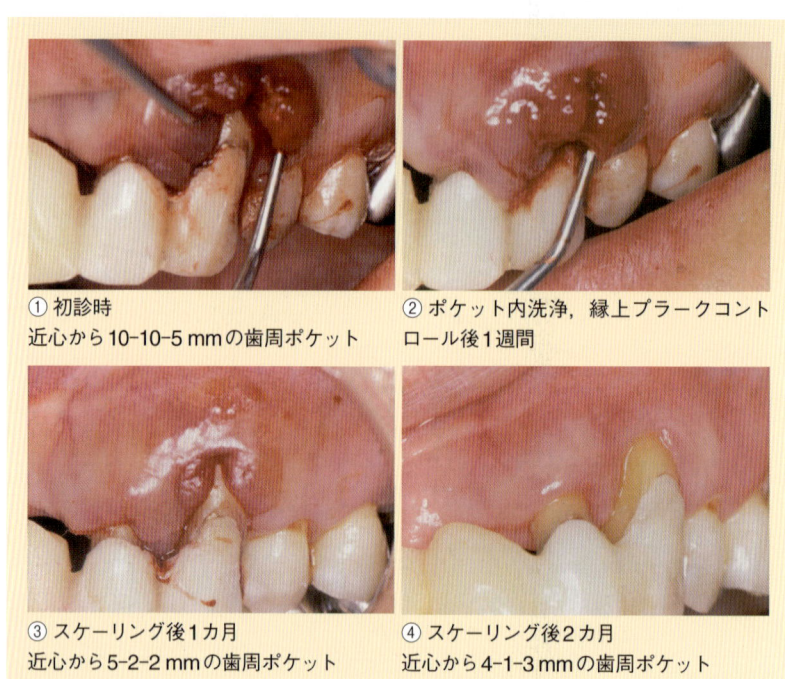

① 初診時
近心から 10-10-5 mm の歯周ポケット

② ポケット内洗浄，縁上プラークコントロール後1週間

③ スケーリング後1カ月
近心から 5-2-2 mm の歯周ポケット

④ スケーリング後2カ月
近心から 4-1-3 mm の歯周ポケット

図1-5　歯周基本治療中の歯肉の変化

きるのです．

　図1-3 は歯周基本治療における歯周ポケット減少の基準データーですが，患者さん一人ひとりの初診時のポケットの深さごとの反応を標準値と比較したものです．基準値より上が治りが悪い，下が治りが良いデータです．この症例は比較的治りが悪いと評価します．

　図1-4, 5 は，初診時の著しく歯肉の腫れた状態から，歯周基本治療のみで，歯周ポケットが激的に改善された例です．

## 3）患者説明に便利な診査表の使い方

　図1-6 は歯周基本治療による効果を表した過去の研究に基づいて，基本治療後の予測と将来の治療の可能性を示すことができるポケット表を作りました．初診時に 3 mm 以下では，基本治療後に 1.8±0.8 mm でほとんどは 2 mm 以下になりますので，そこは安全な領域としてブルーで色分けしました．また，初診時 3〜6 mm では平均残存ポケットは基本治療後に 2.5±1.2 mm となり，3 mm 以上残存する場合もありますが，一所懸命プラークコントロールすると歯周外科の可能性はかなり低くなる可能性がありますのでイエローゾーンとしました．さらに初診時の 6 mm 以上のポケットでは理想的な基本治療を行ったとしても 3±1.4 mm 以上残存することが明らかになりましたので，そこはレッドゾーンとしてその危険性を患者に初診時の段階でそのことを伝えます．しかし，もし，患者さんが熱心にプラークコントロールや生活習慣を改

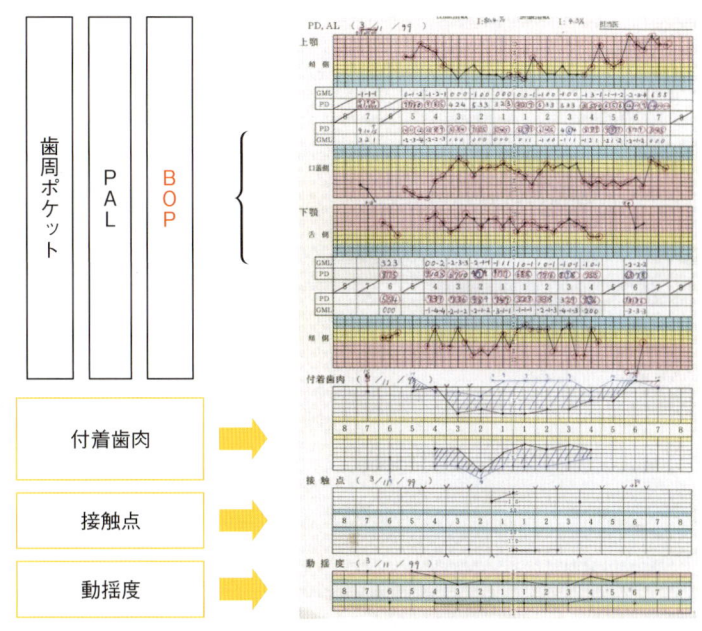

図 1-6 歯周病診査表

善してくれれば，この領域のポケットでも減少反応が良好な場合もあり，外科処置の部位が減少する場合もある可能性を伝えることで患者のモチベーションを高めることに効果があります．また我々は，接触点や動揺度の大きさと歯周ポケットが相関していることやポケットの変化とこれらが相関することをいくつかの研究で明らかにしています．つまり，歯周ポケットが接触点や動揺度と強い関連性があることを示しておりました．また，その後の研究で基本治療後に動揺が改善しない症例は治りが悪く，また再発もしやすいことを示しています．この接触点や動揺度が歯周ポケットの変化と連動していることみれますので，本診査表は非常に便利です．

## 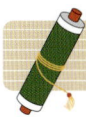3. 自然治癒力を引き出すための歯周基本治療

「歯周基本治療」と同様の内容を示す言葉は，「初期治療」のほかに「イニシャルセラピー」，「イニシャルプレパレーション」，「ハイジェニックフェーズ」などとさまざまな表現が使われており，その内容にも多少の差があります．しかしそれらの基本となる考えは，歯周病の原因となるさまざまな因子をできるだけ取り除き，生体の自然治癒力が積極的に働くような歯周組織環境に整えるということです．歯周基本治療のみで，外科処置を行わずに治癒するケースが多くあることから，歯周外科手術などはあくまで必要に応じて行う処置と考えてください．歯周病の原因の多くは，個人の生活習慣にあります．したがって，歯周病を治すには，専門家の手助けを必要としますが，最終的には患者さん自身の生活が変わらなければ，治療したとしても再発を来たしやすく，三歩進んで二歩下がるということも稀ではありません．

基本治療とは治療前の準備ではありません．歯周基本治療に含まれる内容は，歯周治療そのものであり，専門家にしか行うことができない処置ですが，それはあくまで患者さんが日常行うセルフコントロールの支援のきっかけにすぎないということです．また，患者さんの考えもそれぞれであり，誰でも一律に専門家のいうとおりに体によい健康行動を習慣化するなどということはありえません．単に，スケーリング，ルートプレーニング，専門的なプラークコントロールを行うことにとどまらず，専門家としても患者さんの心の動きを捉えてさまざまな対応を考える必要があります．ここに歯周基本治療の難しさがあるといってもよいかと思います．

　本来，生体のもつ自然治癒力を上手く引き出し，治る過程，あるいは自らが治していき，安定した状態を維持していくということを患者さんにわかってもらい，患者さん自身が気付き，変わること，それが歯周基本治療の要なのです．

**参考文献**

1) Jones WA. & O' Leary T.J.：The effectiveness of in vivo root planning in removing bacterial endotoxin from the roots of periodontally involved teeth. J. Periodontol 49 (7) 337-442, 1978.

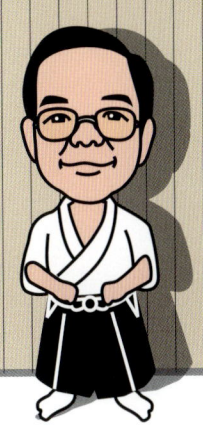

# 2章　新型歯ブラシとプラークコントロール

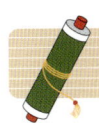

## 1. 歯ブラシの散髪屋さん

### 1) すべての歯周治療はプラークコントロールに依存する

　歯周病を治療するとき，治癒過程には治癒を阻害する因子と促進する因子が存在します．阻害因子としての代表は細菌性プラークです．そして，プラークコントロールは促進する因子です．しかしプラークコントロールレベルが低いままスケーリング・ルートプレーニングを行っても，治療効果が低いことはすでに明らかにされています．同様に，プラークコントロールの不良な人にエムドゲインによる再生療法を行っても効果が低いこともわかっています．これほど重要な歯周治療効果の決め手となるプラークコントロールですが，私たちが満足するようなレベルに到達させることは，実は至難の業なのです．プラークコントロールが不十分なため，抜歯を余儀なくされた結果として，インプラントや義歯に移行するという場合も少なくありません．逆にいえば，これはいかに歯周病が治しにくいかを表しているともいえます．

　このように，歯周病の治療はプラークコントロールを土台に進められるために，歯周病はプラーク病といえるでしょう．歯周病治療で，PCR値を低く抑えることは，糖尿病における血糖値コントロールと似ています．しかし，血糖値コントロールでは薬を活用することもできますが，プラークコントロールには適切な薬がありません．そこで安価で効果的な歯ブラシが必要であると考えました．かくして1980年にスタートしたのが「歯磨き道場」です．来院する患者一人ひとりに，来る日も来る日もプラークコントロールの重要性を説明し，歯周病の成り立ちなども含めこと細かく「患者教育」を行っていました．それでも，プラークを取り除く必要性が理解できない人や手先が不器用な人も多く，プラークコントロールの徹底がいかに困難であるかを痛感する悪戦苦闘の日々でした．

### 2) プラークはどこに残りやすいのか

　当時は患者さんも少なく，患者さん一人に1時間近くかけて説明することが可能であったことも幸いしました．このときの指導は，まさに柔道や剣道の師範のように患

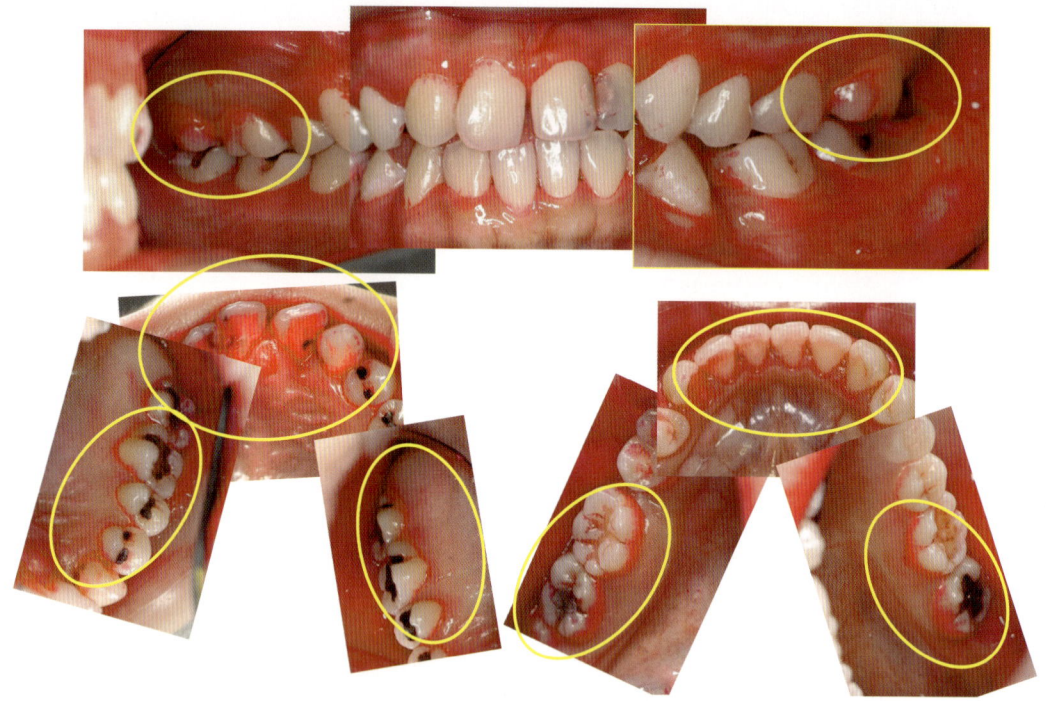

図 2-1　通常の歯ブラシで取れるはずの歯面でプラークが残る場所
　大臼歯頰側・舌（口蓋）側，最後臼歯遠心，前歯部舌（口蓋）側など

者にブラッシングの「技」を指導していったわけです．そこでブラッシングでどの部位が磨きにくいのかを調査しました．すると，歯と歯の間が難しいことがわかりました．この部位は通常の歯ブラシではプラークが取れませんから，歯間ブラシが必要です．さらに，通常の歯ブラシでも取れるはずの歯面でもプラークが残る場所があることもわかったのです．図2-1は歯科衛生学院の学生に通常の歯ブラシで歯を磨いてもらい，10分後に歯垢の染め出しを行った状態です．前歯部・小臼歯部の唇・頰側面など磨きやすいところのプラークは取れていますが，大臼歯頰側・舌（口蓋）側，最後臼歯遠心，前歯部舌（口蓋）側などは取れていないことがよくわかります．

### 3）歯ブラシの散髪屋さん

そこで，そのような部位のプラークがもっと簡単に除去できないかと，患者ごとに歯ブラシの毛先を散髪してみました．嘔吐反射の強い患者への歯ブラシは毛先のトウ部を短くカットして軟口蓋に当たらないようにしました．このような，試行錯誤を通じてひらめいたのが，よりプラークを除去しやすい新型歯ブラシだったのです．

「歯磨き道場」での指導を重ねるなかで，免許皆伝に近い歯磨きの達人でも，通常の歯ブラシではどうしても磨けない部位があることが明らかになってきました．それは，隣接面はもちろんのこと，上顎臼歯部頰側，臼歯部近・遠心，臼歯部口蓋側，下顎臼歯部舌側などでした（図2-2）．取り残しの写真は図2-1に示しましたが，口蓋側と舌側の残存が大きいことがわかります．このようなプラーク残存率の高い部位は，

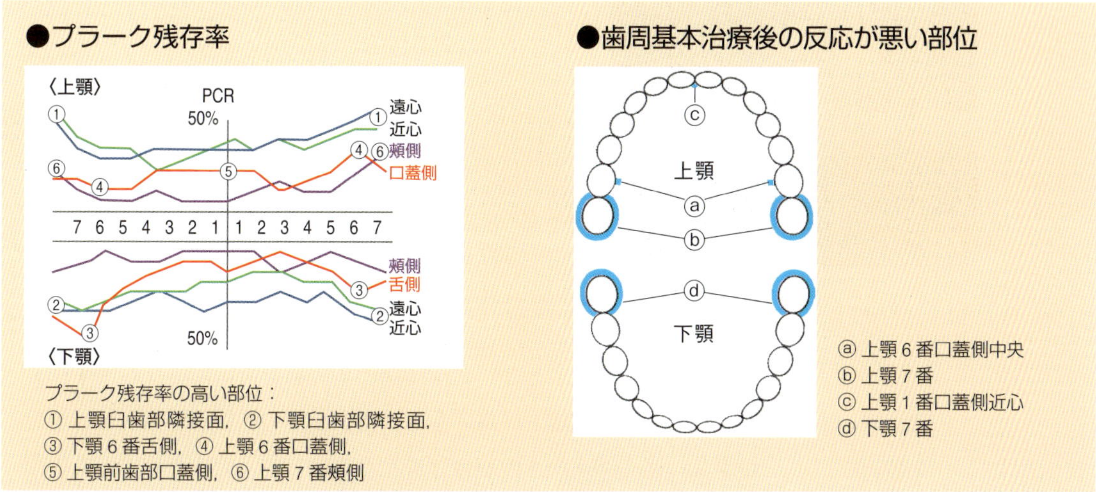

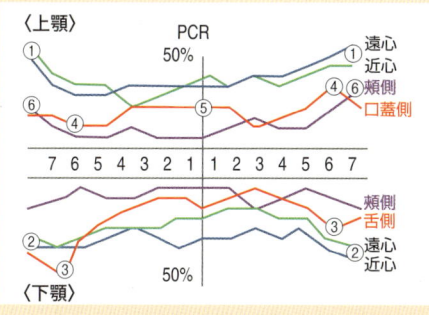

●プラーク残存率

プラーク残存率の高い部位:
① 上顎臼歯部隣接面, ② 下顎臼歯部隣接面,
③ 下顎6番舌側, ④ 上顎6番口蓋側,
⑤ 上顎前歯部口蓋側, ⑥ 上顎7番頬側

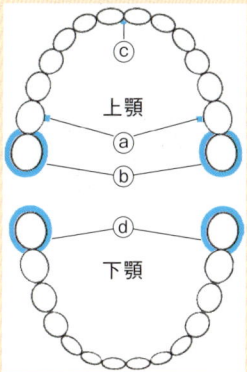

●歯周基本治療後の反応が悪い部位

ⓐ 上顎6番口蓋側中央
ⓑ 上顎7番
ⓒ 上顎1番口蓋側近心
ⓓ 下顎7番

**図 2-2** プラーク残存率と歯周基本治療後のポケット減少の反応
通常の歯ブラシによるプラーク残存率の高い部位と，歯周基本治療後にポケット値が改善されにくい部位とはほぼ一致しています．

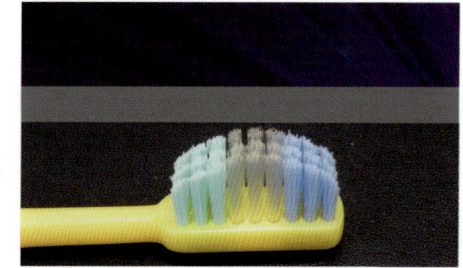

**図 2-3** 新型歯ブラシ
トウとヒールの毛先が潰れずに毛先が歯面に適合するような形態にし，トウとヒールの毛の長さは，トップの半分である．毛先磨きができて効果的なブラッシングができる．

実は歯周基本治療に対してもポケット減少の反応が悪い部位（**図 2-2**）でした．
　プラークの磨き残し部位と歯周基本治療での反応が悪い部分とが一致したことから，上顎臼歯頬側，前歯・臼歯口蓋側，下顎臼歯舌側などに適合する歯ブラシの必要性を感じるようになりました．しかし，市販されているものでそれに応えてくれる歯ブラシはなく，結局手作りすることになりました．たとえば上顎7番の頬側面は，筋突起により口腔前庭が狭くなっているために，通常の歯ブラシではトウ部分の毛先がつぶれて毛先磨きができなくなることが，同部の磨き残しの原因でした．そこで磨き残しを避けるために，トウ部が上顎7番頬側に適合するように毛先を短くカットして，トウの毛先が潰れずに歯面に適合するような形態にしました（**図 2-3, 4**）．そしてヒール，トップ，トウ，それに左右のエッジの5つの部位を使い分けられる機能性の高い新型歯ブラシを考えました．通常の歯ブラシを使用する場合，歯間部に毛先を届かせるためには，かなり強い力で歯面に抑えつける必要がありますが，この新型歯ブラシでは植毛の形状を湾曲化させることで歯面へ毛先のベクトルが働くようにしました．そうすることで，毛先が歯面と歯間部に適合します．新型歯ブラシの側面を見ると，トウとヒールはトップの半分の長さであることがわかります．したがって，毛

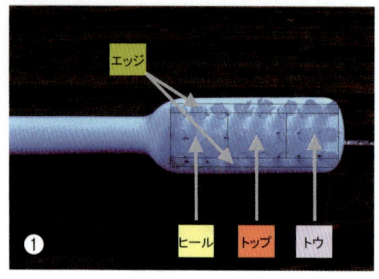

図 2-4 ヒール，トップ，トウ，それに左右のエッジの 5 つの部位を使い分ける機能性の高い歯ブラシ

先をつぶさずトウ磨き，ヒール磨きとともに歯間部の毛先磨きも可能になります．また，ヒールを最後臼歯頰側の歯面後方に当てると，歯ブラシの形状が湾曲しているため側方ベクトルが働き，遠心部歯面への適合もよくなるのです．そのために，この歯ブラシは歯面に過度な側方圧を加える必要がなく磨けます．

当時このような形態の歯ブラシはなかったので，通常の歯ブラシの毛先を図 2-3 のように私がハサミで散髪して患者さんに渡していたのです．医局員からは「歯ブラシの散髪屋」といわれましたが，そうして作る"オーダーメイド歯ブラシ"は「歯がツルツルになった」「磨き残しがなくなった」と患者さんの間で評判になっていきました．愛用者が増えれば増えるほど，定期的に患者さんが使い込んだ歯ブラシや新品の歯ブラシを「磨きやすい形に調整して欲しい」と持参するようになりました．

### 4) Peritect V の開発

そんな時，筆者が手づくりした歯ブラシの愛用者であった患者さんの一人が歯科器材メーカーに「このような歯ブラシを作ってくれないか」と手紙を送り，その歯ブラシがいかに磨きやすいかを訴えました．それがきっかけとなって，本格的な新型歯ブラシ「Peritect V」の商品開発が始まったのです．

Peritect V 製作目的と特徴

**目的：**
①毛先磨きを行う．
②通常の歯ブラシでは磨けない部位のプラークを取る．
③歯周基本治療に反応しにくい部位のプラークを取る．
④臼歯部頰側面の歯面に適合させる．
⑤臼歯部口蓋側面，上顎前歯部口蓋側面のプラークを取る．
⑥下顎舌側面のプラークを取る．

**新型歯ブラシの特徴と 5 つの機能：**
①植毛部のトウからヒールまでを湾曲化させることで，トウの毛先の長さがトップの約 1/2 の長さとなり，臼歯部頰側，口蓋側・舌側における毛先磨きが可能になる．
②トップはトウとヒールの 2 倍の長さがあり，通常の歯ブラシでは届きにくい歯間

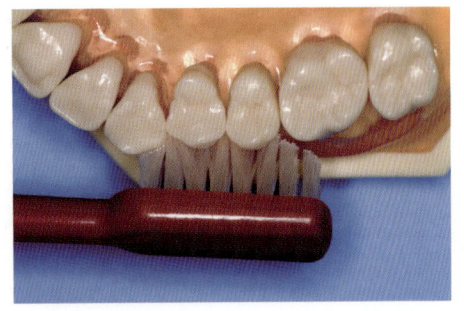

図 2-5　Peritect V は頬側歯列にヒールを適合させ，軽く前後運動させるだけで歯ブラシの毛先を押さえつける必要はなく歯頸部と歯間に適合します．

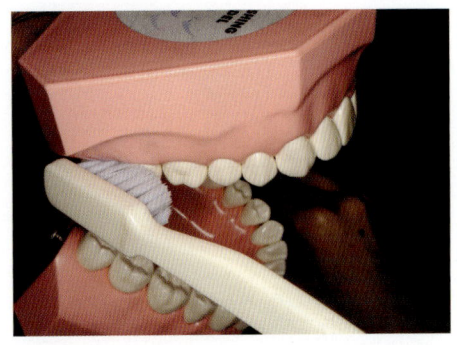

図 2-6　通常の歯ブラシでは磨き残しが多い部分を，実際に口腔模型に歯ブラシを当てて示します．上顎 7 番頬側

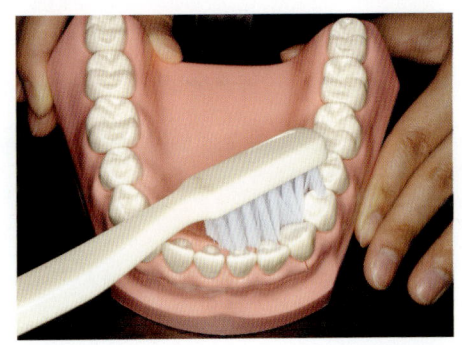

図 2-7　下顎前歯舌側

部や陥凹部にも毛先が届きやすい．
③植毛部のトウからヒールまでがドーム型に湾曲しているため，歯面方向へベクトルが働いて，歯間部にも毛先が適合しやすい．通常の歯ブラシのように歯面へ押しつける必要がない．
④ヒール部やトウ部の毛にはコシがあるので，頬側や舌側の除去しにくい歯面や歯頸部のプラーク除去が可能である．
⑤左右エッジも同様に湾曲しているので，口蓋側歯頸部の個別の隙間にヒールを適合させ垂直磨きを行うことで，トップが隙間に挿入されて効果的に磨くことができる．

図 2-5 に示すように，この新型歯ブラシは頬側歯列にヒールを適合させ前後運動させるだけで歯ブラシの毛先を押さえつける必要はなく歯頸部と歯間に適合します．通

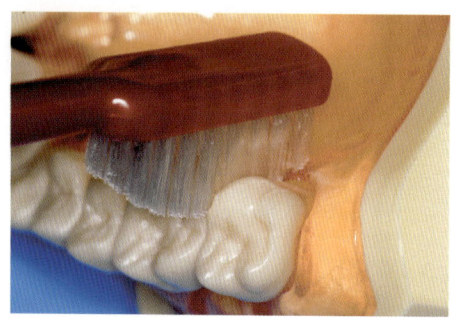

図 2-8　上顎臼歯口蓋歯間部

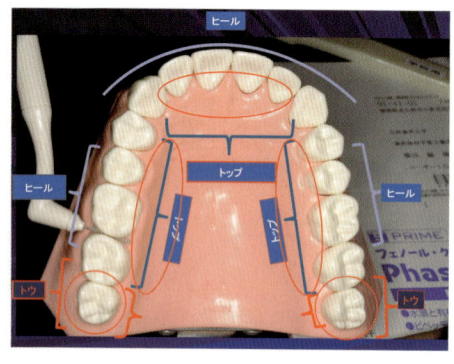

図 2-9　歯列の清掃する部分と使用する歯ブラシ部位の適合を示した図です．

常の歯ブラシで磨き残しの多い部分を実際に口腔模型に歯ブラシを当てて示すと，上顎 7 番頰側（図 2-6）下顎前歯舌側（図 2-7）上顎臼歯口蓋歯間部（図 2-8）などです．図 2-9 には，清掃する歯列部位とその部を磨くのに適合させる歯ブラシの部位を示しています．

　開発後，私たちは Peritect V で本当に想定どおりに磨けているかどうかを調べるために，歯科衛生学院の 2 年生を被験者に用いて研究を行ってみました．すると，予想通り Peritect V がきわめてよく磨けることがわかりました．その結果を部位別に比較してみると，Peritect V が通常の歯ブラシに比べて頰側，舌側，口蓋側ともにプラーク除去率が高かったのです．特にそれは，舌，口蓋側でより有効であることが明らかにされました（図 2-10）．上顎では大臼歯頰側，小臼歯口蓋側，大臼歯口蓋側，下顎では大臼歯頰側，前歯部舌側，小臼歯舌側，大臼歯舌側でした．口蓋側では，わずかに統計的に有意ではなかったのですが，このように通常の歯ブラシではプラーク除去が難しい部位で，Peritect V では明らかに除去率が高いことを示していました．図 2-11 はデーターをわかりやすいようにグラフにしたものです．

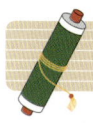

## 2. プラークコントロールは脱メタボ対策

　先に述べた Peritect V を用いた研究（1983 年）によって，歯周基本治療前にプロービング値 7 mm 以上であっても，通常の歯ブラシとの併用によって治療後には 3.4 ±

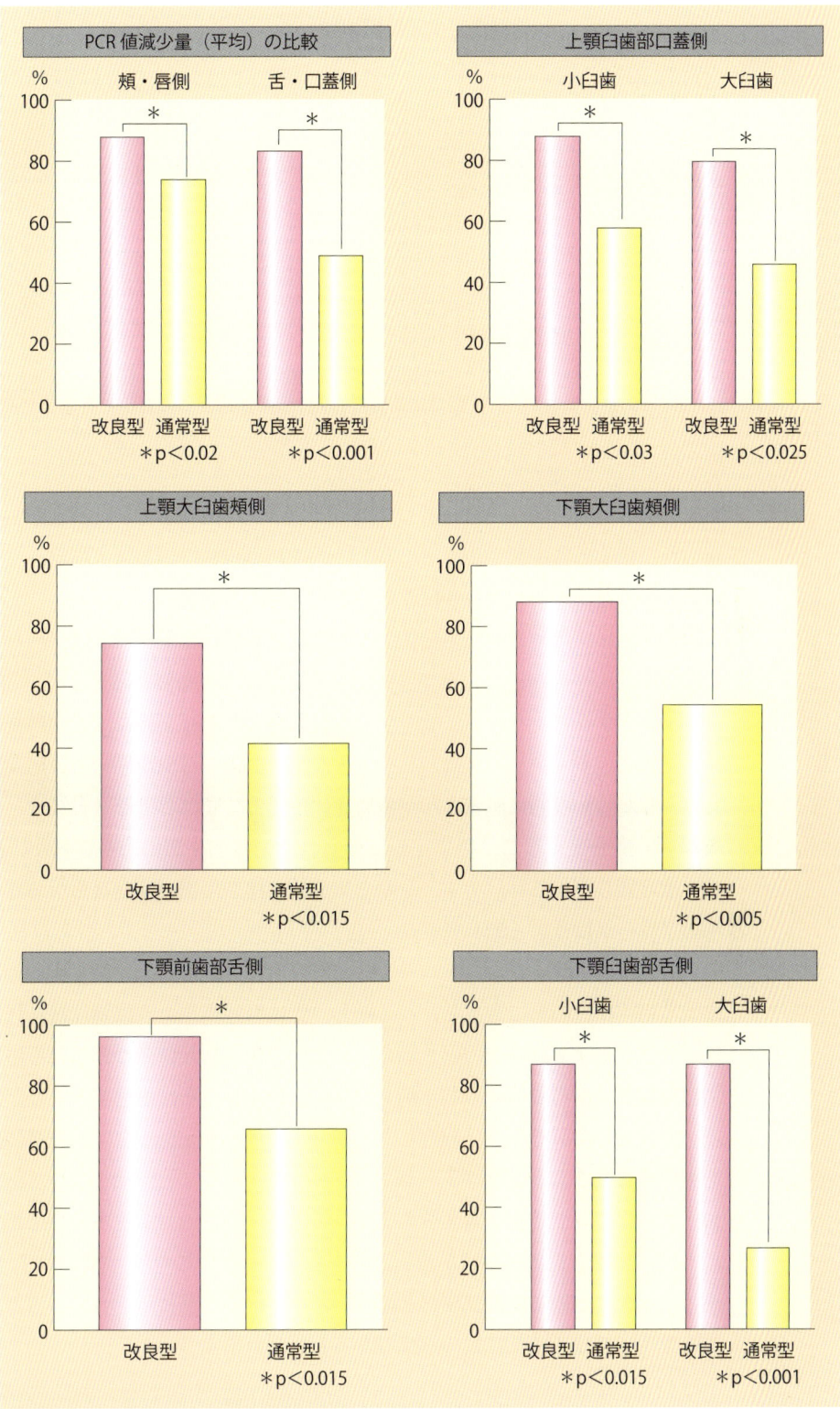

図 2-10　Peritect Ⅴの効果
通常の歯ブラシよりプラーク除去率が高いことが明らかになりました．特に舌，口蓋側でより有効です

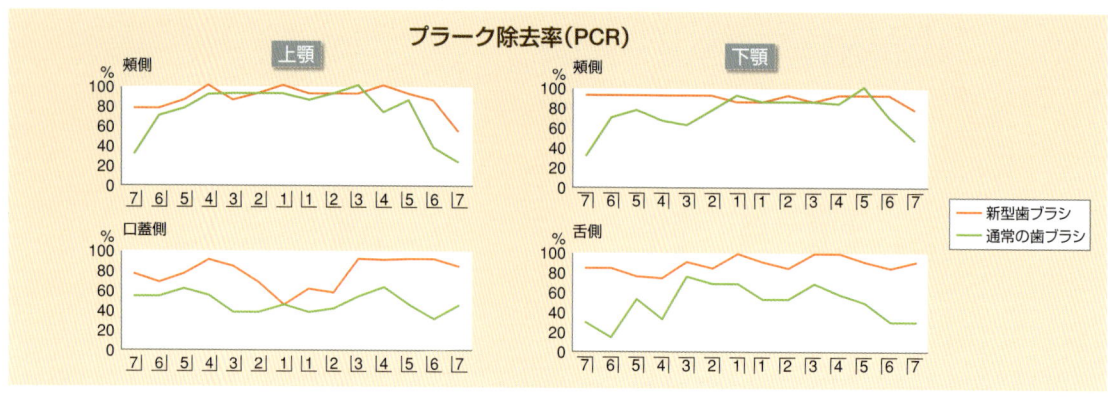

**図 2-11** 通常の歯ブラシと Peritect V のプラーク除去効果の比較
上顎では臼歯部の頬側と口蓋側において，下顎では前歯部舌側，臼歯部頬舌側において有意差が認められました．

1.9 mm に改善され，約 3.6 mm もプロービング値が減少していたことが明らかになりました．すなわち歯周ポケットに著しい改善が見られたことで，プラークコントロールの重要性を臨床的に明らかにすることができたのです．

　現在，歯科医師や歯科衛生士によって推奨されている歯ブラシは，ヘッドが小さく軟かい形状のものがほとんどで，そのような歯ブラシを勧めるときは，食後に 30 分以上歯磨きすることを患者に要求する場合も珍しくありません．この研究を行った際も，被験者の多くは歯科医師からヘッドが小さい歯ブラシを勧められて使用していました．しかし一般的に患者さんが歯磨きにかける時間はおよそ 3 分です．十分に時間をかけて歯磨きすることを想定して作られているヘッドの小さい軟かい歯ブラシでは，磨き残しが出るわけです．しかも平面的な構造の歯ブラシならなおさらで，歯間部のプラークはうまく取れません．

　これまで，プラークコントロールは口腔の疾患である齲蝕や歯周病の治癒・予防を主たる目的に行われてきました．しかし，先にも述べたように糖尿病を代表とするメタボリックシンドロームの引き金の一つとして歯周病が位置づけられる中で，私たち歯科医療職は本当に効果のある歯ブラシを選び患者さんに推薦する必要があるのではないでしょうか．その点，紹介した山型の歯ブラシ Peritect V は，患者に無理な負担を強いることなく良好なプラークコントロールを行うことが期待でき，歯周疾患の改善，予防に寄与できると考えられます．この歯ブラシに対する多くの患者さんの反応は，「さわやか」「スッキリする」というものでした．これは，図 2-11 に口蓋側と舌側ではっきりと通常の歯ブラシとの違いが出ていることに示されているように，このことを舌で感知できた結果の感想であると思われます．

　Peritect V は通常の歯ブラシと比較してプラーク除去効果が圧倒的に高いことが示されました．特に，歯ブラシが届きにくく，かつポケットが残存しやすい上顎臼歯部や下顎臼歯部舌側において大きな効果を発揮することがわかりました．糖尿病，心疾

患,咀嚼にもプラークコントロールが関係するといわれる今日,再度プラークコントロールに目を向け,よりプラーク除去効果の高い歯ブラシを薦めてみてはいかがでしょうか.歯ブラシが,歯を残す決め手になっていることを思い起こしてください."たかが歯ブラシされど歯ブラシ"なのです.

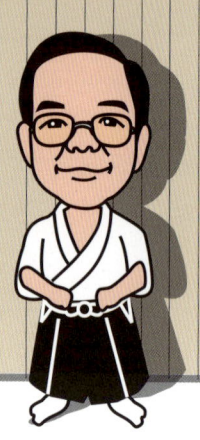

# 3章 "歯"の浮くような話

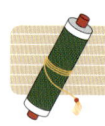
## 1. 歯が浮くとは

### 1）歯肉の腫れは歯根膜の腫れ

「歯が浮く」という言葉があります．世間では軽薄で怪しげな話のことを「歯の浮くような話」と表現する場合があります．しかしここでお話しする内容は，すでに科学的に証明済みの話ですから怪しげな話ではありません．つまり，なんらかの病気が原因で歯が浮いているような感じがするという症状のことですが，この「歯が浮く」現象は臨床的にも実験的にも，症例や研究で確認されています．歯肉の腫れは，歯根膜の腫れる病気によるものなのです．ここではその点について解説いたしましょう．

### 2）歯周ポケットは歯を浮き上がらせる

「急に歯が飛び出してきた」とか，「隙間があいてきた」と患者さんが訴えることがあります．特に中年期以降に多いのが，歯の隙間があいてきたという訴えです．この原因を実験的に明らかにしてみました．

たとえば，歯の周囲や隣接面の一部だけでもいいのですが，そこに歯周ポケットがあると，歯は水平方向や垂直方向に移動して歯間部が広がるとともに，歯の挺出によって対合歯とぶつかるようになり，そこで早期接触による外傷性咬合が引き起こされることがわかったのです．この現象が，さらに歯周ポケットを増悪させるとともに，歯をいっそう垂直的・水平的に移動させて，歯と歯の隙間（歯間空隙）はますます広がっていきます．

歯周ポケット内の炎症は，歯の病的移動を引き起こす原因でもあり，早期接触発生の誘因ともなるのです．歯の移動を防ぎ，歯根膜の機能を保持するためには炎症をとること，すなわちプラークコントロールなどの歯周基本治療が必須なのです．

### 3）歯周ポケットが早期接触を作る原因——早期接触の発生要因と外傷性咬合，歯周組織破壊のメカニズムは整理されていなかった．

図 3-1 は，早期接触は歯周病が原因ではないかという仮説のもと，歯が挺出するこ

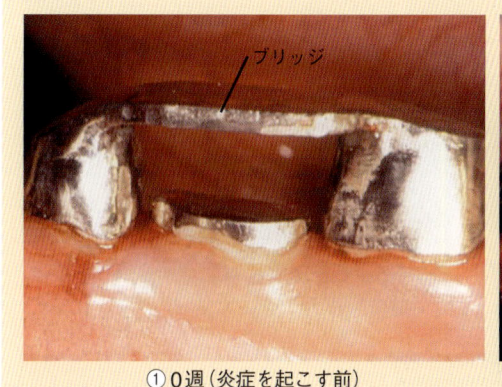
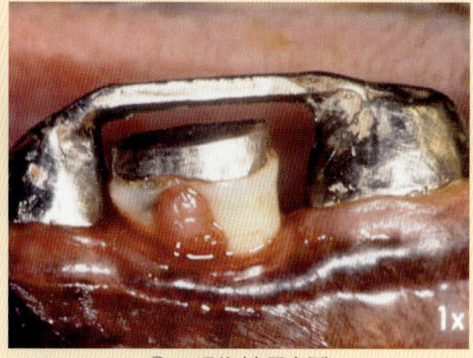

①0週（炎症を起こす前）　　　　　　　②16週後（歯周炎側）

図3-1　実験的歯周炎による歯の移動（イヌ）．
　　　左：炎症前（0週）　右：16週間後の歯周炎歯

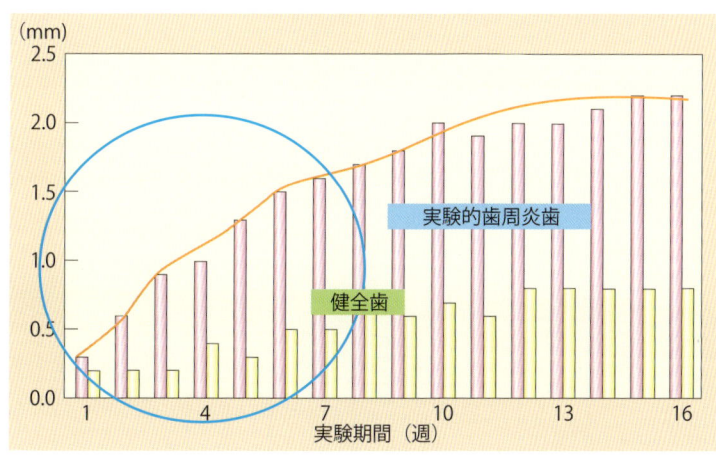

図3-2　実験的歯周炎による歯の挺出量　赤い棒グラフが健全歯より圧倒的に挺出していることがわかる．

とをイヌを使って証明したときの写真です．歯周炎を引き起こすと，歯が歯槽から飛び出すことを明らかにしたものです．また図3-2は，歯周炎歯と健全歯の挺出量を比較したもので，健全歯は黄色の棒グラフ，歯周炎歯は赤色の棒グラフで示しています．16週間で歯周炎歯が健全歯に比べて圧倒的に歯槽から飛び出していることがわかります．これがまさに歯周炎によって歯が浮くということを証明した初めての研究です．

**4）歯の隙間は歯周ポケットが原因だった**

　前歯部の歯間離開の状態から，歯周基本治療後に歯が閉じた症例です（図3-3）．このような症例から，次のような仮説が生まれました．隣接面に歯周ポケットがあると歯間部に隙間ができるというものです．そこで，イヌを使って歯間部に骨欠損とポケットを作った実験研究を行いました．約10度の角度をもって歯が挺出している状態が読み取れます（図3-4）．つまり，隣接面部にポケットがあると歯は回転しながら挺出することを示したことから，歯間離開には歯周ポケットが関与することを実験的

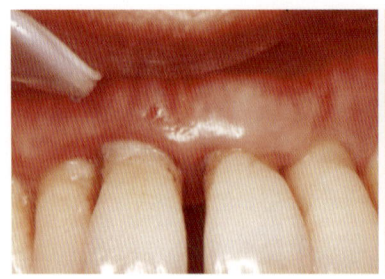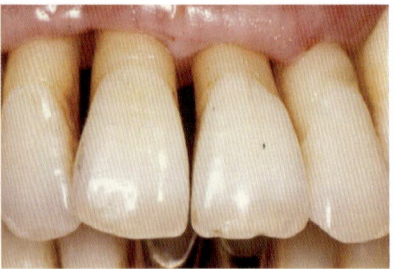

図 3-3　前歯部の歯間離開（左），歯周基本治療後に歯が閉じた（右）

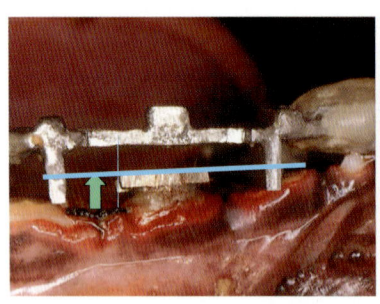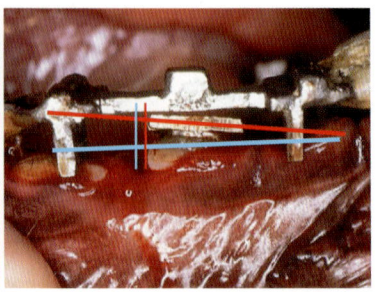

図 3-4　歯周ポケットによる歯間離開
　　　　イヌを使って歯間部に骨欠損とポケットを作った状態を示す．約10度の角度をもって歯が挺出している状態が読み取れる．本実験結果から，隣接面部の歯間離開には歯周ポケットが関与することが推察される．

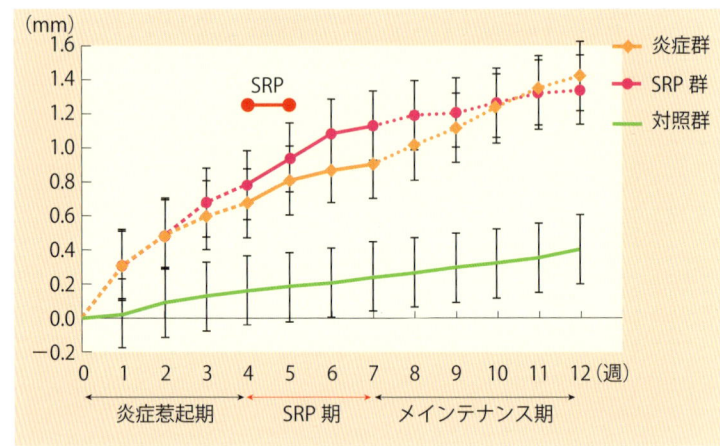

図 3-5　垂直挺出量の変化（イヌを使った12週間の実験）
SRPによる侵襲で歯はやがて挺出するが消炎後は挺出量が減少して，炎症群より逆転する．

に明らかにしました．

## 2. スケーリング・ルートプレーニングでも歯は挺出

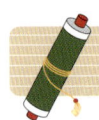

　　炎症で歯が移動することを明らかにしたので，次は"SRPの外科的侵襲でも歯が挺出する"という仮説のもと，犬を使った12週間の実験をしました．図 3-5 の緑のラインは歯周組織を定期的にクリーニングしている歯です．赤いラインは，歯周炎歯を

SRP した状態です．黄色のライン（歯周炎群）は，歯周炎歯を何もしない状態で放置した歯です．実験では，すべての歯を「嚙まない状態」にして経過をみました．その結果，緑のラインの健康群は 12 週後ではわずかに 0.3 mm 挺出していました．SRP 群を黄色の歯周炎放置群を比較すると，4 週目と 5 週目に，歯周炎放置群に比べて明らかに大きな挺出を示しており，それは 10 週目まで継続しました．しかし 12 週後には消炎の効果が歯根膜にも影響してきたため，歯周炎放置群より挺出量が減少し始めて，逆転現象が起こっています（図 3-5）．このデータは，SRP によって一時的に早期接触が起こることを示しています．

　ある講演会で SRP 後に「よく腫れる人がいるのですが」との質問を受けたことがありました．当時は，何の疑問もなく SRP が不十分ではないですかと答えておりました．しかし，2002 年のこの研究でわかったように，実は SRP による機械的刺激が歯周病による移動による早期接触と同様の減少が起こるのです．したがって，中途半端な SRP は，深いポケットや分岐部病変がある場合は逆に増悪する危険性があることに注意する必要があります．このような症例に SRP を行う場合は，抗菌薬の併用や早期接触の部位の咬合調整が必要な場合があります．

### 参考文献

1) 村岡宏祐，久保田浩三，田代芳之，横田　誠：イヌにおけるルートプレーニングが実験的歯周炎歯の挺出に及ぼす影響．日歯周誌，44：148-158，2002．

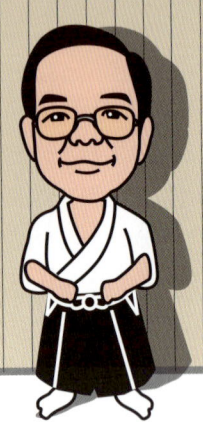

# 4章　歯周病と全身疾患

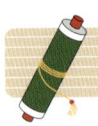

## 1. 歯周治療で脱メタボ

### 1）特定健康診査・特定保健指導

　平成20年の医療制度改革の基本的な考え方の一つに，生活習慣病の予防を重視することがあげられます．国民医療費の3割が生活習慣病の治療に費やされ，死因別死亡者数をみると実に6割が生活習慣病が死亡原因となっています．すなわち，不規則な生活習慣によって肥満者が増加傾向にあり，その多くは糖尿病，高血圧，高脂血症などの危険因子を併せもっています．危険因子が重なるほど心疾患や脳血管疾患を発症する危険が増大するのです．

　そこで，医療保険者の役割を重視して個々の被保険者に対し，自主的な健康増進・疾病予防に取り組むように働きかけることが検討されました．その結果，メタボリックシンドローム（内臓脂肪症候群）に着目した生活習慣病予防のための健診・保健指導を実施することが決定されたのです．

　食生活，飲酒，喫煙などさまざまな生活習慣によって発症するリスクが高くなる糖尿病，高血圧などの生活習慣病を予防するために，健康管理，健康増進を目的に生活習慣そのものを改善して，発症を未然に防ぐことが求められています．

　検査項目（必須項目）として，以下のことがあげられています．
①既往歴の調査（服薬歴および喫煙習慣の調査を含む）
　自覚症状および他覚症状の有無の検査
②身長，体重および腹囲の検査
③BMI（BMI＝体重（kg）/身長（m）$^2$）の測定
④血圧の測定
⑤GOT，GPTおよびγ-GTPの検査
⑥中性脂肪，HDLコレステロールおよびLDLコレステロール量の検査
⑦空腹時血糖およびHbA1c検査
⑧尿中の糖および蛋白の有無の検査
　しかし，はたして本当にこれだけの検査で十分なのでしょうか．

## 2）糖尿病とはどんな病気でしょうか

　糖尿病とは，膵臓から分泌されるインスリンが何らかの原因で不足し，体内の栄養の代謝が正常に行われず，血液中のブドウ糖が適性範囲を超えた状態のまま持続することによって生じる一連の症候群です．そして慢性的な高血糖は，動脈硬化や，"三大合併症"といわれる「網膜症（失明）」「腎臓障害」「神経障害（手足のしびれ・壊疽）」などを引き起こしてしまいます．

　糖尿病には1型と2型の2種類があり，「1型糖尿病」は自己免疫性の疾患です．患者数の多い「2型糖尿病」は生活習慣と深く関連しており，1型糖尿病とは発症や病態が異なります．

　2型糖尿病は，歯周疾患や高血圧などと同様に，自覚症状がほとんどないため，気づいたときは重症化していることが多く，合併症によりQOLを著しく低下させる疾患です．

　また，境界型糖尿病とは，糖尿病予備群と呼ばれており，糖尿病の発病率が高いとされています．

## 3）フラミンガムスタディからメタボリックシンドローム

　いまやすっかり定着した感のある「メタボリックシンドローム（メタボ）」という言葉ですが，これまでにも「死の四重奏」「内臓脂肪症候群」などとよばれ，内臓に脂肪が蓄積し，高血圧症や糖尿病などの生活習慣病が起こりやすい状態を指していました．その研究の始まりは1960年代までさかのぼります．

　米国・ボストンにある小さな町フラミンガム地区で，約7000人の住民を対象に，心血管疾患の危険因子を探る疫学調査が行われました．それによってわかったことは，高血圧の人ほど，狭心症や心筋梗塞になることが明らかであったこと，そして，その危険因子が糖尿病，肥満，それに喫煙であることです．この死亡原因にかかわる調査は，実施した地域の名をとって「フラミンガムスタディ」とよばれ，現在のメタボ研究の源として世界的に注目され広く知られています．

　もう一つ興味深い研究は，九州大学によって1961年から福岡県久山町で実施された有名な調査です．人口構成や就労状況が日本の平均像だとして選ばれたこの地区で，女性584人を対象に，年齢，喫煙，高脂血症薬，総コレステロールで調整し分析しました．これによると，メタボリックシンドロームの判定基準となる55項目のうち，当てはまる項目が多いほど歯周病のリスクも上昇するという結果が報告されています．また，前向き研究では，中程度の歯周病がある人は，ない人よりも2.1倍，重度歯周病の人だと3.1倍，境界型糖尿病になりやすいという結果が出ています．

## 4）世界と日本の糖尿病事情

　メタボリックシンドロームの代表的疾患というと，まず糖尿病があげられます．血管病変の多くはその基に糖尿病があるのです．世界保健機関（WHO）によると，2006

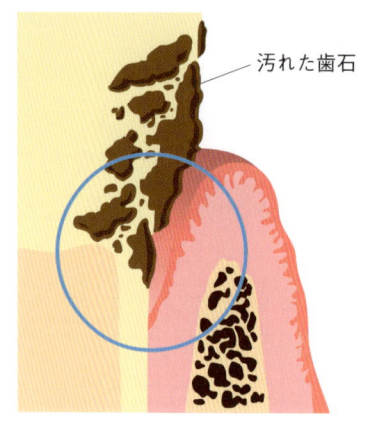

図 4-1 歯周ポケット内の慢性炎症巣の広さ
　人によっては，炎症巣を面積で換算するとハガキ大になることもあります．

年の時点で，世界には少なくとも1億7,100万人の糖尿病患者がおり，現在も患者数は急増していて，2030年までにはこの数は倍増すると推定されています．糖尿病患者は世界中にいますが，先進国ほど2型糖尿病の患者数が多く，また発展途上国においても，都市化とライフスタイルの変化に伴って2型糖尿病患者は増加する傾向があります．

　一方で，2007年厚生労働省発表による日本における「糖尿病が強く疑われる人」の数はおよそ1,320万人，さらに「糖尿病の可能性を否定できない人」の数はおよそ890万人で，実に約2,210万人もの人が，糖尿病もしくは糖尿病かもしれないという状況であるということがわかっています．また，積極的に治療を受けている人は，わずか228万人という数字が厚生労働省から報告されています．

### 5) 歯周病と糖尿病の密接な関係

　ご存知のとおり，歯周病とは，歯肉と歯の付着機構が破壊され，そこにバイオフィルムが付着してさまざまな症状を引き起こす疾患です．この歯周ポケット内の慢性炎症巣の広さを計算したところ，葉書大の面積になることもあり，その重大性が認識されています（図4-1）．バイオフィルムのなかの歯周病関連細菌や，免疫反応，サイトカイン[※1]や，咬み合わせの異常などいくつかの原因によって慢性的な感染・炎症を発生させてしまいます．

　2型糖尿病と歯周炎の共通点は，「遺伝する傾向が強くみられる」ということです．しかし，いずれも一種類の遺伝子の情報ミスで症状が出る病気ではなく，多因子が複雑に絡み合って発症する疾患であると考えられています．また，糖尿病を併発している歯周病患者では歯周病が増悪しているという事実から，歯周病は，糖尿病の第6番目の合併症[※2]であるともいわれるようになっています．

---

[※1]サイトカイン：リンパ球などが産生するタンパク質で，免疫応答の抑制，細胞の増殖・分化の調整などの作用を示す．

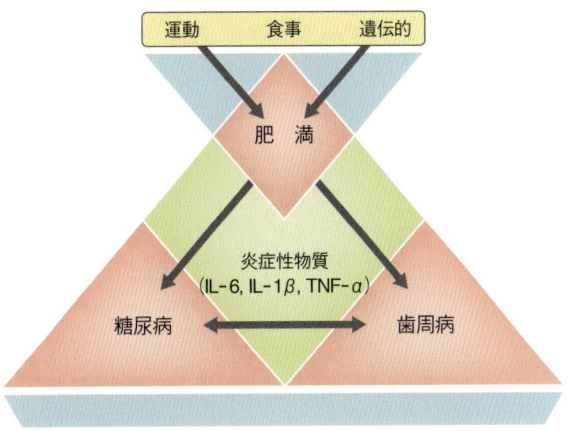

図4-2 歯周病，肥満，糖尿病の相互関係

　糖尿病の管理下で約2年以上の経過観察を行った報告では，血糖コントロールが悪い患者では，コントロールがよい患者や非糖尿病の患者と比較して，歯周組織の骨吸収のリスクがより高いことが明らかになっています．同様に，2型糖尿病患者と非糖尿病患者を比較した研究では，歯周ポケットの深さに差はないものの，アタッチメントロスでは糖尿病患者のほうが大きいことが示されています．さらに，糖尿病患者を血糖コントロールの不良群と良好群とに分けて比較すると，不良群のほうが歯周ポケットの深さやアタッチメントロスが明らかに大きいことがわかっています．

　このように，いまだ議論の余地はあるものの「糖尿病患者は，非糖尿病患者より歯周病に罹患しやすい」というコンセンサスが得られています．

### 6）歯周病治療がもたらす糖尿病への効果

　歯周組織の炎症部分からは，「炎症性サイトカイン（TNF-α，IL-1β）」が産出されます．これらは，歯周組織の破壊に最も関連していますが，同時にインスリンの働きをも低下させることがわかっています．この物質（TNF-α，IL-1β）は，内臓脂肪からも産出が確認されていますので，肥満，糖尿病，歯周病が相互に影響しあっていると考えられています（図4-2）．

　また，血管内の余分なブドウ糖が，赤血球のヘモグロビンと結合して生成されるHbA1c[※3]（糖化ヘモグロビン）の数値についての研究では，歯周ポケットを掃除してプラークコントロールを行った場合，血中のHbA1c値を平均で5〜6％低下させることができた，という報告があります．これにより，合併症の発生率も20〜25％抑えることが可能だということです．

---

[※2]糖尿病の合併症：網膜症，腎症，神経障害，大血管障害，足壊疽などがある．
[※3]HbA1c：糖尿病患者のコントロールの指標として使われる．ヘモグロビンに糖が結合しているが，正常値は4.3％〜5.8％である．赤血球の寿命は約120日なので，過去1〜2カ月の血糖レベルを反映している．

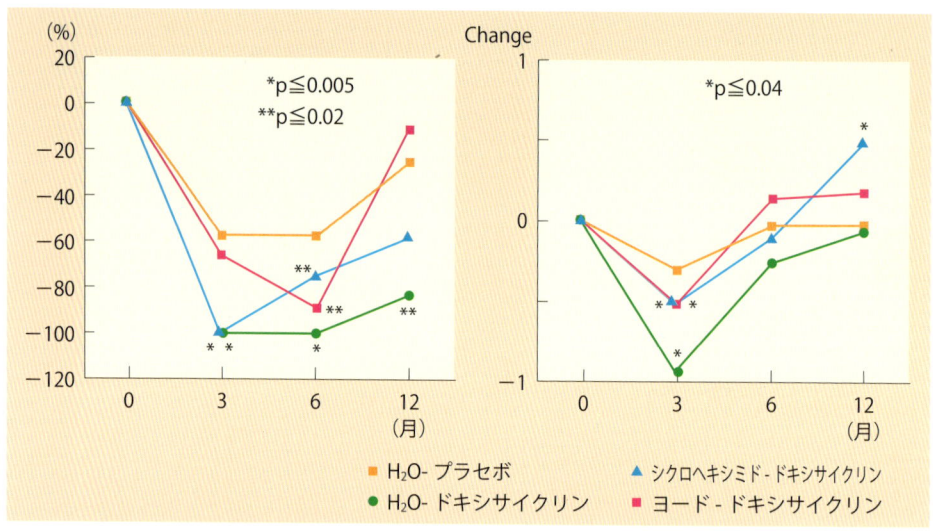

図4-3 歯周治療は血糖値を抑える．歯周病治療とPorphyromonas gingivalisとの関係（左）　歯周病治療とHbA1cとの関係（右）

## 7）歯周治療と抗菌薬の併用で血糖値が下がる

　歯周病治療と血糖値の関係については，2型糖尿病患者で，重度の歯周病に罹患している15歳以上の2,273人のピマ族を対象に，1983〜1989年の6年間にわたって歯周組織を観察した有名な研究が用いられ，糖尿病患者では，非糖尿病患者に比べて歯周病の発症率が約2.6倍も高いという結果が報告されています．

　また，通常の歯周治療に抗菌薬ドキシサイクリン（100 mg/日，14日間）を併用した群では，歯周病関連細菌ポルフィロモナス・ジンジバリス（Porphyromonas gingivalis）陽性が3カ月後に陰性となり，同時に歯周組織にも改善がみられ，HbA1cも1％減少しました．HbA1cの改善には，抗菌薬単独投与群より歯周病治療を併用するほうが明らかによい結果が得られています（図4-3）．

## 8）歯周治療で糖尿病が改善した症例

　ここで，歯周治療が血糖値のコントロールに貢献したと考えられる症例を紹介しましょう．

　●症例：56歳男性，
　・初診日：2005年9月12日
　・現病歴：10数年程前より上顎臼歯部からの排膿が気になりはじめ，近医（U歯科医院）にて治療を受ける．薬剤（ラリキシン，ポンタール，バファリン）にアレルギーがあることもあり，U歯科医院からの紹介で当科を受診
　・既往歴：骨髄炎（1989.），糖尿病（加療中，血糖値400 mg＜1996.＞），指針時現在：空腹時血糖143 mg

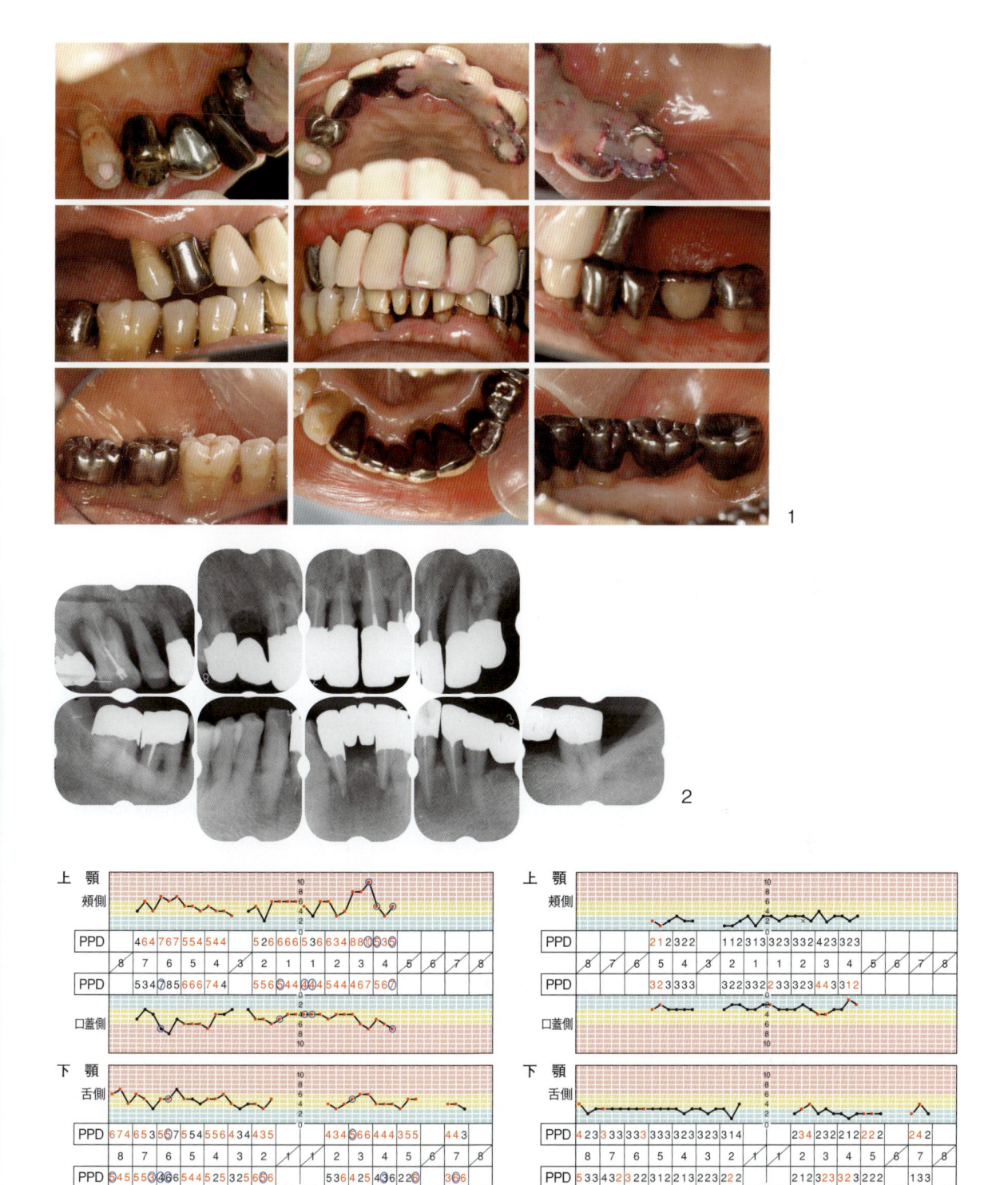

図4-4 糖尿病患者への歯周治療における血糖値の変化
1：初診時の口腔内写真，2：初診時エックス線写真（2005.9.12）　糖尿病を合併しており，重度の歯周炎にかかっている．3：初診時および再評価時のプロービングチャート　※赤数字は出血部位，青丸は排膿部位を示す．

初診時の空腹時血糖値は 143 mg/dl でした（正常な人の数値は 110 mg 以下．126 mg を超えている場合は糖尿病の疑いがあります）．その後，歯周治療を進めていくと，空腹時血糖は次のように変化していきました．

2005 年 9 月 12 日：143 mg（初診時）
2006 年 3 月 26 日：136 mg
2007 年 4 月 26 日：136 mg
2008 年 6 月 19 日：127 mg

歯周治療の進行に伴って，次第に空腹時血糖値が低下しているのがわかります（図 4-4）．

歯周病，肥満，糖尿病は，炎症性サイトカインを通じて相互に関連していますが，糖尿病が存在したり，血糖コントロールが悪いと歯周病は悪化するという関係があります．また，歯周病を治療すれば，血糖値が低下します．両疾患には双方向の関係があるということがわかってきました．

## 2．歯周病は病の入口

前章では，プラークコントロールが糖尿病やメタボリックシンドロームを抑制する効果があるということについてご紹介しましたが，本章ではさらに別の疾患と歯周病との関連をご紹介してみたいと思います．

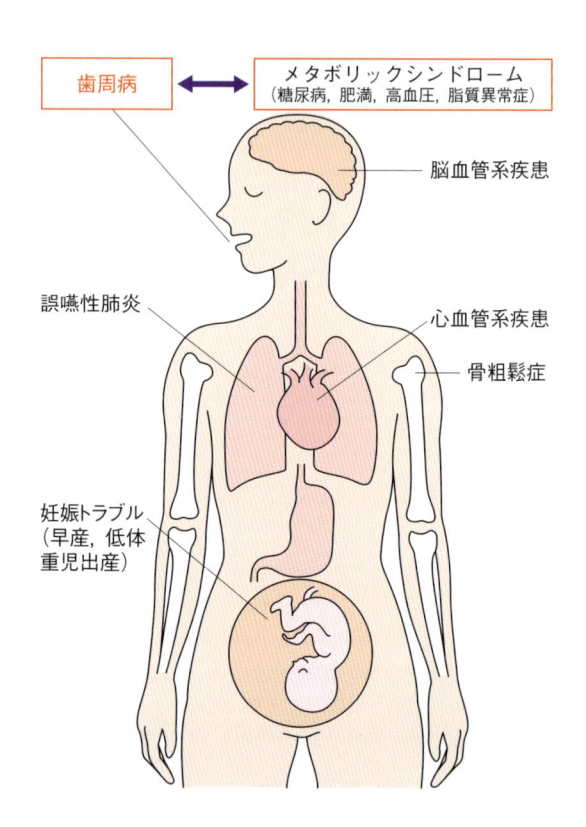

図 4-5　歯周病がかかわる全身疾患

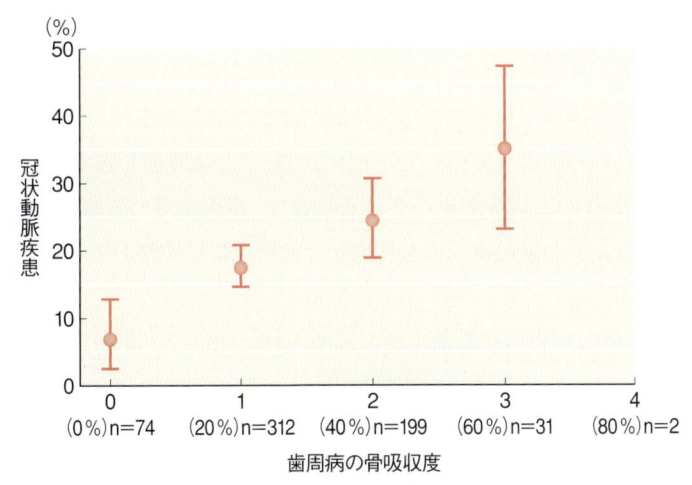

①骨吸収度が大きくなるほど，冠状動脈疾患が増えることがわかる．
②ポケット内の歯周病関連細菌が心臓の血管の壁にアテロームを形成し血管をふさぐ．

**図4-6　歯周病と血管疾患の関係**（Beck, et al, 1996）

　口腔内からは300～500種以上の細菌種で，60億を超える細菌数が検出され，そのなかには齲蝕病原菌や歯周病原細菌が多数生息しています．これら口腔微生物は，口腔感染症，全身疾患（動脈硬化，心血管系疾患，脳血管系疾患，早産と低体重児出産，呼吸器系疾患等），その他（関節炎，糖尿病，骨粗鬆症等）などの引き金となることが指摘されています（**図4-5**）．

## 1）日本人の死因トップは？

　日本人の主な死因の1位は「がん」，2位は脳卒中や脳梗塞などの「脳血管疾患」，3位は心筋梗塞などの「心血管疾患」となっていますが，脳・心血管疾患を合わせると，1位のがんをしのぐほどです．つまり，血管の病気・事故によって死亡してしまう日本人は非常に多いということです．
　血管の病気というと，「動脈硬化」がまずあげられます．「動脈硬化」とは，血中のコレステロールが高く体内に余分な脂質があると，血管の壁にコレステロールや脂質が蓄積されてしまい，血管の柔軟性が失われて硬くなってしまう症状をいいます．その状態のまま，何ら手を打たずに放置しておくと，いずれ脳血管疾患や冠状動脈疾患（狭心症，心筋梗塞）などを引き起こしかねません．歯周病も間接的に血管に影響を及ぼす可能性があることがわかってきました．

## 2）歯周病と血管疾患の関係について

　血管の病気と歯周病はどのような相関関係があるのでしょうか．**図4-6**①をご覧ください．歯周病の骨吸収の程度を横軸に示し，縦軸は冠状動脈疾患の頻度を示しています．この図から，歯周病が進行すれば冠状動脈疾患も増えるということがいえます．

動脈硬化は発症の初期段階から，歯周ポケット内の慢性炎症巣の存在（図4-6②）によって進行度合いが左右されることが，これまでの研究によって明らかになっています．歯周ポケットに感染物質がたまりはじめると，生体が反応して，感染物質と戦うための物質を分泌して，生体をガードしようとします．口腔内で生産されるTNF-αやIL-1など炎症を進行させる物質は，歯周組織の破壊を引き起こすだけでなく，血液を介して心臓血管系にも作用し，血管内に感染性の組織破壊を起こすと考えられています．

　2005年に冠状動脈疾患と診断された43〜79歳の143名の女性と，既往のない50名の女性で残存する歯の数を比較した研究があります．それによると，心臓疾患の人は18.9本で，健康な人は25本でした．それに4mm以上の歯周ポケットを有する歯の数は，心臓疾患の人で14.2本，健康な人で9.6本でした．このように，歯の数やポケットの数値が心臓疾患と強い関係があることがわかっています．

　では，歯周病がなぜ心臓疾患と関連するのでしょうか．これは，歯周病関連細菌が産生する物質に原因があります．すなわち，ポルフィロモナス・ジンジバリス（*Porphyromonas gingivalis*）はタンパク分解酵素ジンジパイン（gingipain）という物質を産生して，抗凝固因子トロンボモジュリン（Thrombomodulin）の抗凝固活性を阻害することが，血管を詰まらせることに関連している可能性があると考えられています．

　カナダの大学では，心臓血管疾患を発症した人の動脈に付着した塊を採取し，そこから歯周病の原因菌であるポルフィロモナス・ジンジバリスのDNAの検出に成功したとのことです．通常は血液内に存在しないはずの細菌ですから，口腔から血流によって体内に運ばれてきたと考えることができます．口腔内感染が全身の健康を脅かす，といっても過言ではないでしょう．

　現在，ポケット内の歯周病関連細菌が血管の壁にアテロームを形成し血管をふさぐことの実証実験が進められています．

### 3）歯周病と呼吸器疾患の関係について

　呼吸器疾患のなかでも顕著に増加しているのが，高齢者の肺炎です．肺炎とは肺の組織に炎症が起きる病気のことを指していますが，口腔の健康との深い関連が指摘されているのが「誤嚥性肺炎（嚥下性肺炎）」です．

　これは嚥下反射と咳反射の機能が低下している高齢者によくみられる症例です．要するに，飲食物などを気道内に誤嚥することによって，口腔内細菌が肺の中へ運ばれて発症する肺炎です．特に，歯周疾患に罹患していれば，歯周病原細菌であるポルフィロモナス・ジンジバリスやトレポネーマ・デンティコーラ（*Treponema denticola*）などを含んだ唾液も誤嚥してしまい，全身の免疫力低下に伴って肺炎を発症することになります．

　図4-7に示すように，「口腔ケアあり群」と「口腔ケアなし群」を比較すれば，プラークコントロールをはじめとする口腔ケアが，高齢者の発熱や肺炎を予防するため

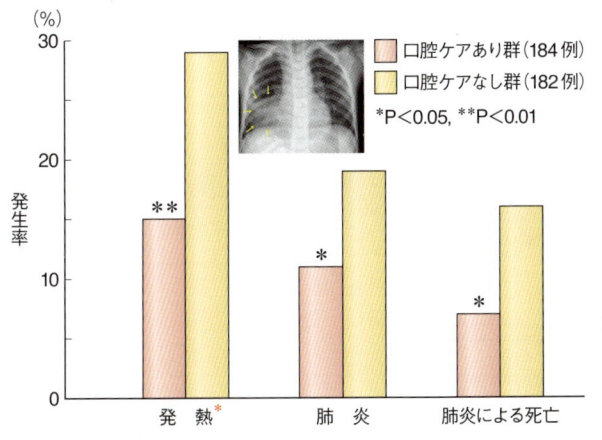

図 4-7 口腔ケアによる肺炎予防効果（Yoneyama, et al, 2002）
＊発熱（37.5度）した頻度（期間7日以上）

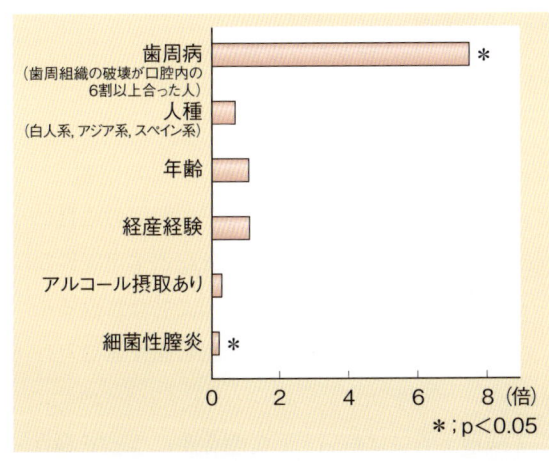

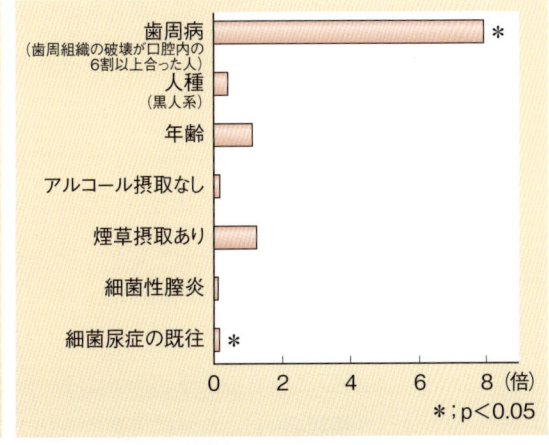

図 4-8 調査した妊産婦（124名）における早期低体重児出産の危険率（吉江弘正，高柴正悟編：歯周病と7つの病気．永末書店，97，2007）

図 4-9 調査した妊婦のうち初産の妊婦（93名）における早期低体重児出産の危険率（吉江弘正，高柴正悟編：歯周病と7つの病気．永末書店，97，2007）

にも非常に重要であることがわかります．口腔ケアの誤嚥性肺炎予防効果に対する認識が広まるにつれ，高齢者施設や高齢者の居宅への訪問歯科診療に対するニーズも高まりつつあります．

### 4）早産を予防して元気な赤ちゃん

　メタボリックシンドロームとは直接関係するものではありませんが，歯周病と早産・低体重児出産について触れておきたいと思います．

　新生児の生存，健全な発育や成長には，妊娠期間と出生時体重が重要なのは皆さんもご存知でしょう．乳幼児の死亡は，染色体先天性欠損症例や解剖学的な異常を除くと，60％以上が出生時の低体重が原因となっています．

　医学の進歩によって，以前は死産だった低体重児出産の生存率は上昇していますが，その一方で歯周病と早産の関係が注目されています．図 4-8 は，出産後の口腔内の健康状態について比較した研究ですが，低体重児を早産した女性は，正期産児を出

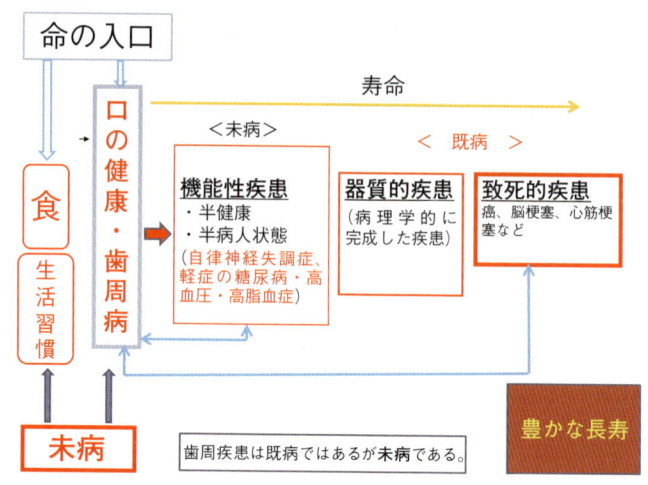

**図 4-10　全身疾患と歯周病のかかわり**
歯周病はメタボリックシンドロームにかかわる疾患にとって，「未病」と位置づけることができる．

産した女性に比べて歯周病に罹患している割合が高いことが明らかにされました．

　また，歯周炎が妊娠中に進行すると，口腔内の炎症が血液を通じて，胎児の成長に影響を与えているといわれ，低体重児出産となるリスクや流産を引き起こす可能性が否定できません．歯周病が全身疾患にとどまらず，早産や流産の原因にもなりうることが社会のなかで認知されていけば，プラークコントロールへの意識も高まることが期待できるでしょう．

　「歯周病」は，すでに器質的疾患として病理学的には病気として明らかになっております．しかし，東洋医学では，歯周病を全身的な何らかの異常なシグナル，明確な症状が出ず，病気と判断されない状態，すなわち「未病」と位置づけられています．「未病」とは「病気に向かう状態」を指し，この未病の時期をとらえて治すことのできる医療者が東洋医学では名医といわれています．図 4-10 にその歯周病と全身疾患の関係を示します．

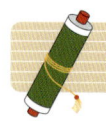

## 3. 咀嚼して脱メタボ

### 1）自分の歯を残して医療費抑制

　最近の研究では，歯がたくさんあるほど死亡率が低く，心臓の機能も比較的強いことが明らかになりました．また香川県歯科医師会が行った研究では，歯が 20 本以上の人と 4 本以下の人に分け，医科にかかった年間医療費を調査した結果，歯が多い人と少ない人で，年間約 1 万円も違うことがわかったのです．歯周病の治療は体全体にかかわる医療費の抑制にもつながるのです．

## 2）フレッチャーさんの完全咀嚼法

ところで，咀嚼の話をする場合，かの有名な栄養学者であるフレッチャー氏（Horace Fletcher/1849〜1919）を引き合いに出さないといけないでしょう．彼が1913年に提唱した「完全咀嚼法」です．彼は米国の一実業家でありましたが，40歳のとき，171 cmの身長に対して100 kg近い体重となってしまったのです．何とか健康を取り戻そうと悪戦苦闘した結果，「完全咀嚼法」を開発して自らの健康を回復した経験から，ついに世界に向かってフレッチャーの咀嚼法（フレッチャーイズム，Fletcherism）を宣伝し，「これをもってして健康の福音なりと」高らかに唱えたのでした．彼は，日本にも講演に訪れています．日本の医師による推薦もあって，国内で大変流行した時期がありました．横浜に1年近く住んでいましたので，わが国でも多くの熱心なフレッチャーイズムの信奉者ができました．

フレッチャーイズムの完全咀嚼法の概要は以下のとおりです．

①本当の食欲が湧くのを待つ
②もっとも食べたい，食物を選ぶ
③完全に咀嚼して，食物を味わい，飲み込まざるを得なくなってから飲み込む
④楽しみながら味わい，他のことを考えない
⑤食欲の起こるのを待つ．そして，できるだけ食欲が湧くものを摂り，よく噛んでよく楽しむ

このように，噛むことは食物をただ粉砕するだけでなく，生きる希望を蘇らせ，脳の働きを活発にすることに加え，ストレス軽減や，病気予防の効果があると，フレッチャーさんは100年前からすでに述べているのです．私たちはそれを科学的に証明しようとしているだけです．

ですから，「咀嚼」に関する話題になると，必ずフレッチャー氏の名前が出てくるというわけです．

## 3）歯周組織が健康でないと噛めないことをご存知ですか

これまで，"噛むこと"の効用を述べてきましたが，ところで歯周病に罹患している人は，健康なときと同じように噛めているのだろうか？という疑問が湧いてきます．私たちは，歯周病患者の治療前後に，デンタルプレスケール®（咬合力測定フィルム／ジーシー）を用いて咬合力を測定しました．それによると，歯周病罹患歯は，歯の挺出，移動，そして早期接触が生じていて，実は強く噛みしめられないことがわかりました．そして，同一の患者さんに歯周治療を行うと，歯周基本治療のみで，歯周ポケットの深さ（PPD）やアタッチメントレベル（PAL），動揺などの改善が起こることがわかりました（図4-11）．同時に咬合力が増大することも明らかになりました（図4-12）．

このように，快適な咀嚼を行うには，単に歯が多い少ないという問題だけでなく，"歯周組織が健康でないと，本当はしっかり噛みしめられない"ということを知ってほ

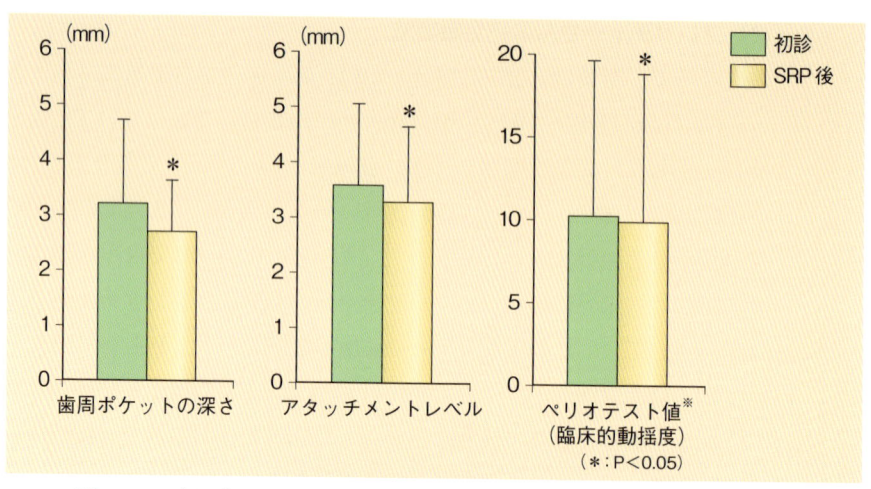

図 4-11　歯周基本治療前後の歯周組織検査結果等の変化（牧野ほか，2007）
※ペリオテスト（東京歯科産業㈱）による検査結果値

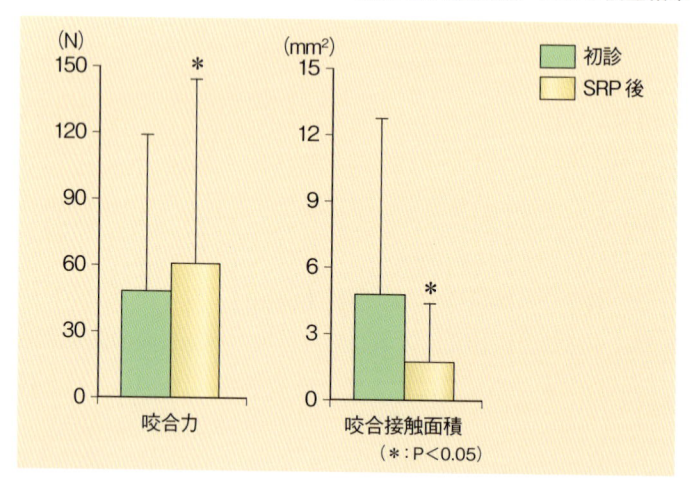

図 4-12　歯周基本治療前後の臼歯部における咬合力の変化　歯周基本治療後に有意に咬合力が増大しています．（牧野ほか，2007）

しいと思います．ですから，私たちは「もっと噛んでください」と指導すると同時に，歯周組織が健康であることの大切さを伝えていかなければなりません．

　以前私の教室の大学院生であった松本は，歯の動揺が大きいほど咬合力が小さいことを明らかにしています．また，63歳の患者さんで動揺度2度の小臼歯を咬合力測定器で調べたところ，咬合力を測定できなかった例もあります．動揺歯はいかに噛んでいないかがわかります．私たちの研究では，歯周病になると噛む力を支える歯根膜が感染を起こし，歯を支えている歯根膜の耐圧機能に障害が生じるため，歯周病患者は健常者に比べて食物をそっと噛んでいることが明らかになりました．

## 4）よく噛めば血糖値が下がる

　「よく噛む人」と「よく噛まない人」で比較すると，食事後1時間，2時間の血糖値が「よく噛む人」のほうが低い，という結果が報告されています（図 4-13）．咬合力が減少してしっかり噛めないと，唾液分泌も減少してしまいます．したがって唾液中

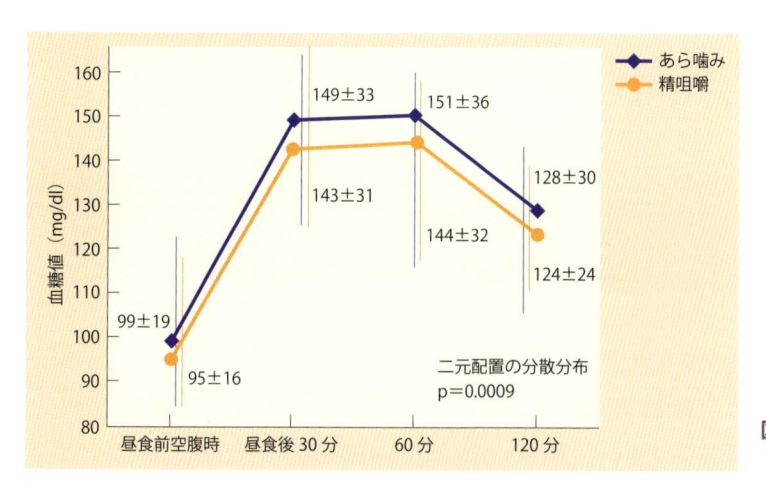

図 4-13 咀嚼と血糖値との関係

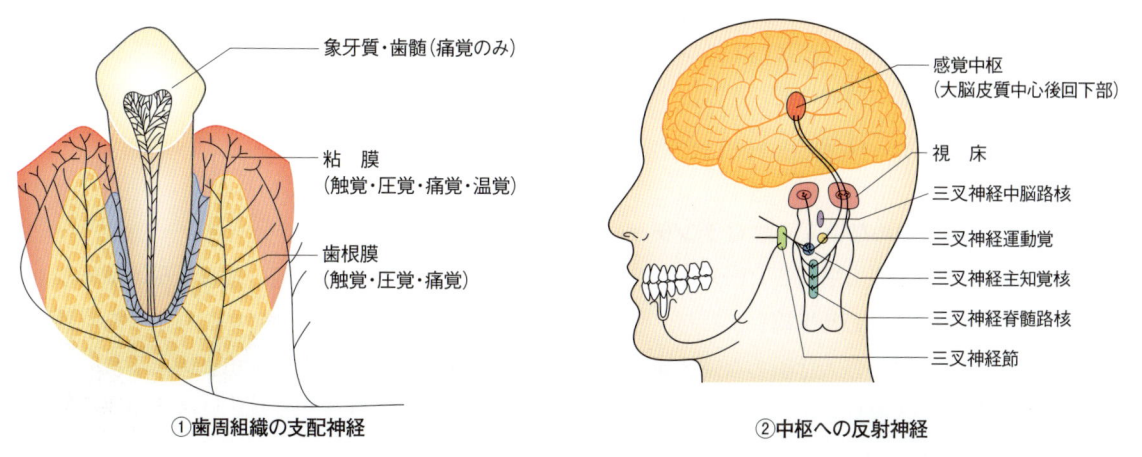

図 4-14 咀嚼と神経系との関係
（都　温彦：歯と人間科学．医学情報社, 137, 2005）

のアミラーゼと食物がよく混ざらなくなり，糖を分解する能力も低下するといわれています．これらのことから「よく噛む」ということが血糖値の上昇を抑制していることがわかります．このように，血糖値は歯周病の炎症性サイトカインレベルに影響するだけでなく，歯根膜の機能障害を通じて咀嚼能力を低下させ，結果として血糖値にまで影響する可能性があることがわかります．

### 5) 血糖コントロールには咀嚼能力の回復が重要

　歯周病とは一般に「歯肉の病」と思われがちですが，前述のように，実は歯根膜に機能障害を起こす「咀嚼障害病」という側面をもっています．人間は咀嚼しているとき，歯に加わる応力（外から圧力を受けたとき，それに応じて内部に現れる抵抗力）を歯根膜で負担しています．その情報は，脳の三叉神経中脳路核に入力されて，神経性ヒスタミンの生成を促進しています．この神経性ヒスタミンが，満腹中枢を刺激して食べすぎを防ぐことから，食事を適切にコントロールするには歯根膜から正しい入

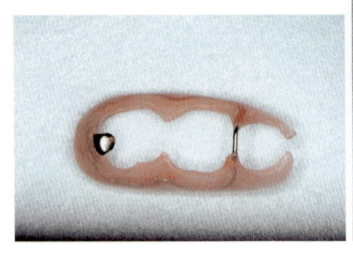

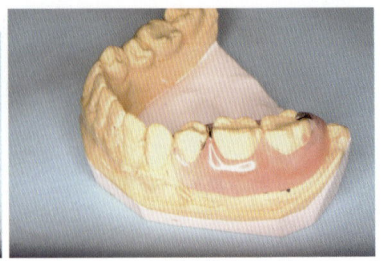

図4-15　Cデンチャー

力が行われていることが重要なのです（図4-14）．

　以上のことから，歯周病を合併している糖尿病患者には，糖尿病の治療と同時に歯周病の治療も受けることをお勧めします．歯周病を治すことで，インスリン抵抗性を増すTN-αなどのサイトカインを減らして血糖を効率的にコントロールすることができる可能性があります．また，歯周病を治すことでしっかり噛めるようになりますので糖尿病治療にとっても重要なポイントです．歯周病と糖尿病の双方向の関係を理解して歯周治療にあたると，中年期以降の患者さんへの新たなモチベーションが強化されるのではないでしょうか．

## 6）噛めない人にはCデンチャーで歯に松葉杖を

　これまで噛むことの大切さを述べてきましたが，先ほど歯周病の患者さんは噛めていないことを指摘しました．さらに私たちは，歯周治療が終わってもなおかつ歯が動揺している人は噛めないと同時に歯周病の再発もしやすいことを突き止めました．そこで，動揺している歯に，その歯を削らずに装着できる固定のための装置を開発しました．これは，「揺れている歯は，実は噛んでない」ということがわかったので，松葉つえで支えるように，天然歯を揺れないように支えてやろうとするものです（図4-15）．実際に装着した患者さんからは，「よく噛める」という言葉が返ってきています．

### 参考文献

1) 中村　陽，中島啓介，村岡宏祐，横田　誠：歯の動揺が歯周基本治療に及ぼす影響．日歯周誌，51（1）：27-37, 2009.
2) 尾崎卓郎，池田知穂，中村太志，笠井宏記，村岡宏祐，久保田浩三，中島啓介，横田　誠：動揺歯に対するCデンチャーの効果．九州5大学抄録集，2010.

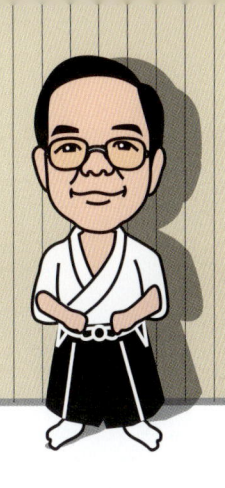

# 5章　歯周病と精神的ストレス

## 1. なぜ怖い？　歯科治療

　最近，インターネットのブログで，こんな記事をみつけました．
「私は，歯科にかかることを考えるだけで非常に憂鬱になります．でも，このままむし歯を放置することはできませんし，これまでも勇気を出して歯科にかかったことがありましたが，やっぱり歯科治療は恐怖です．歯科麻酔をした途端に，心臓がバクバクし始め，『死ぬのではないか？』と怖くて不安になるのです．歯科にかかることを考えただけで，『次は本当に具合が悪くなったらどうしょう』と怯えます．どうかこの不安が取り除けるような助言をいただければと思います」
というような内容です．このように「歯医者に行くのはイヤ！」「歯を削る器械の音を聞くだけでぞっとする…」というようなセリフを聞くことは，結構多いものです．米国のBernstein（1979）が調べた歯科治療に対する国民の意識調査によると，患者さんの76％が歯科を受診することに不安をもってます．また，わが国の調査でも80％でした．さらに，その5～6％は「歯科には死んでも行かない」という極度の歯科恐怖症であることがわかっています．

　このように，洋の東西を問わず，歯科とは"かかりたくない場所"としての共通の認識があるようです．4章「歯周病と全身疾患」でも述べたように，歯周病が全身の健康にかかわり，ひいては生命を脅かす疾患であることは間違いない事実だとしても，それ自体が即刻命を危険にさらすような疾患ではないことも自明の理です．しかし，それにしては歯科治療は怖がられすぎ，嫌われすぎではないだろうかと以前から不思議に思っていました．

　では，何が人々の恐怖の対象なのでしょうか？歯科治療に対する恐怖の源を見つめ直し，患者さんとどう向き合うべきかを考えてみたいと思います．

### 1）"歯科治療は怖い"という恐怖の刷り込み

　外科治療には麻酔が必須ですが，麻酔が発達する以前の歯の治療は，患者さんにとって重大な問題であったことが想像されます．ここに抜歯をしている様子を描いた

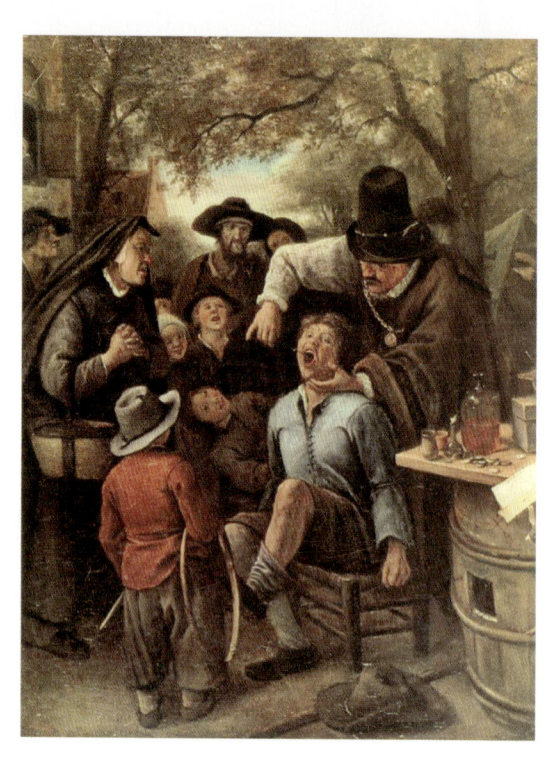

図 5-1　巡回の歯科医がオランダの村で店を開いて歯を抜いている様子
（Jan Steen, 1626〜1679, Mauritshuis 所蔵）

絵画（図 5-1）がありますが，患者さんの引きつった顔，それを好奇の目で取り囲んでいる人々が描かれています．皆さんも，このような絵をどこかで目にしたことがあるのではないかと思います．歯科治療とは長い間，このような恐怖の対象であったのです．私たちはこのような絵を目にするたびに，歯科治療に対する恐怖がいつの間にか刷り込まれていたという可能性があります．

**2）麻酔のない時代の歯科治療は"拷問"**

　18 世紀，科学者は偉大な進歩を成し遂げました．それまでは，マンドラゴラ（Mandragora）の根のエキス，アヘン，アルコールの吸引などで，曲がりなりにもあぶなっかしい無痛処置が行われていたようです．むし歯は，しばしばヒヨス（ナス科）の種で蒸して痛みをおさえようとしていたという記録がありますが，本当に歯痛が治っていたかどうかは疑問です．

　それでは，抜歯はどうしていたのでしょうか？抜歯とは名ばかりで，歯冠部だけが暴力的にへし折られる場合も多かったのではないでしょうか．それはそうでしょう．X 線写真を見ながらの麻酔下でさえ，私たちは複雑な歯根を破折させてしまうことがあるのですから…．いずれにしても当時の抜歯は"拷問"に近かったのではないでしょうか．

　全身麻酔として，エーテル麻酔が 16 世紀に，笑気（亜酸化窒素）麻酔が 18 世紀に英国とスウェーデンで行われています．その後，情報は米国にも渡り，1842 年にエーテル麻酔ではじめて歯が抜かれたという記録があります．

### 3）恐怖を引き起こすメカニズム

そのほかにも，歯科治療への恐怖を引き起こすものがあります．まずは，過去の歯科治療における嫌な体験です．「治療でとても痛い思いをした」とか，「歯科医から口腔内のきたなさを指摘されたことで，悪口をいわれている気分になった」というような「直接的体験」があげられます．

また，治療を受けた経験がないのに最初から痛いものと思い込んでいたり，メディアなどを通じて，"歯科医院に行くと痛い目に遭う"というイメージをもっている人も少なくありません．このような「間接的体験」によって治療前から不安をもっていると，ちょっとした刺激でもとても痛いものとして感じてしまいます．先ほどの絵も，そのような"刷り込み"を引き起こす材料の一つなのでしょう．

### 4）生命の入り口の「口」を触るな

「海のパイナップル」といわれるホヤをご存知ですか．磯の香りと独特の苦味をもち，海の珍味として重宝されていますが，ホヤは脊椎動物の原型といわれています．その口は海水からエサを取り込み，また排泄物を吐き出す場所として重要な役割を果たしており，彼らにとって「口は生命に直結するもっとも重要な器官」なのです．同様に，進化した人間においても，口は外界から食物を取り入れるばかりでなく，呼吸器官でもあり，生命活動に欠かせない役割を担っています．また，口の付属器官である唇，歯，舌も，触れたり，食べ物を噛んだり，味覚を感じたりするための感覚器官として，生物学的にも，文化的にも重要な働きをしています．つまり，口は生物学的に生命を維持する筆頭にあげられるべき装置であるといえます．

食物を効率よく獲得するために脳が発達し，そのことが口と脳を非常に近い位置にしている理由とも考えられています．そのような，生物にとって大事な場所に，金属製の治療器具や注射器などが近づくわけですから，人間にとって生命の危機を感じ，それを嫌悪し避けようとするのはむしろ本能に近いのではないでしょうか．

### 5）「不安の度合い」が生体にどう影響するか？

歯科治療は従来，ほとんど術者のスキルに依存すると考えられてきました．しかし，こと歯周病に関しては，多因子性疾患であることから，患者さんが気長に治療に通わなければ治らない病気です．つまり，歯周病治療の最大のリスクは「患者さんが受診行動をやめる」こととともいえるのです．

そこで，私たちは，歯科治療のなかでも最も毛嫌いされている局所麻酔について，患者さんの不安傾向によって反応がどう異なるのかについて調べることにしました．まずは，患者さんの不安レベルを解析するためにSTAI（State-Trait Anxiety Inventory）という心理テストを用いました．これは，質問紙法によって評価する心理テストで，患者さんが本来もっている不安傾向「特性不安度（trait）」と，現在直面している状態における不安傾向「状態不安度（state）」の2つの尺度に分けて，点数化したもので

```
アドレナリン添加リドカイン群           アドレナリン添加リドカイン群
     L:低不安群                           L:低不安群
     H:高不安群                           H:高不安群
```

a　アドレナリン添加リドカイン使用時の収縮期血圧（白石，1996）
高不安群では，アドレナリン添加浸潤麻酔時に，安静時より統計的に有意に上昇している．

b　アドレナリン添加リドカイン使用時の脈拍数（白石，1996）
高不安群では，アドレナリン添加浸潤麻酔後ではいずれの時期でも脈拍数が高く，安静時に比べると麻酔時だけでなく，5分後でも高く維持されている

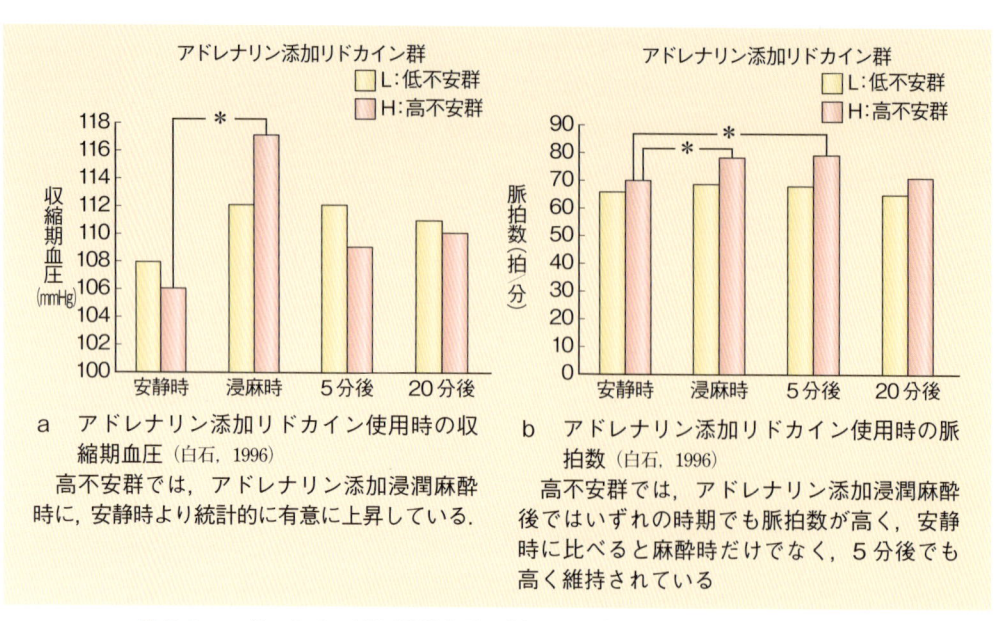

図 5-2　アドレナリン添加浸潤麻酔に対する不安度と血圧・脈拍への影響

す．両不安傾向ともに 20～80 点に分類し，点数が高くなるほど不安傾向が高いということになります．そこで不安傾向が高い人（高不安群）は低い人（低不安群）と比べて，局所麻酔に対する生理的な反応が大きいのかどうかについて調べました（図 4-2）．

## 6）浸潤麻酔に対して不安の高い人は血圧や脈拍にも大きな影響を及ぼす！

①アドレナリン添加の場合

　副腎髄質より分泌される血管収縮薬であるアドレナリンを添加したリドカインを浸潤麻酔した場合，低不安群に比べて高不安群のほうが，収縮期血圧は浸潤麻酔時において，安静時に比べて有意に高くなっていました（図 5-2a）．脈拍は高不安群が常に増大していましたが，安静時に比べると，麻酔直後と 5 分後においても高い状態を維持していました．つまり，不安の高い人は，麻酔後にドキドキする状況がいつまでも続くということがわかります（図 5-2b）．

②アドレナリン非添加の場合

　不安の高い人では，麻酔薬のなかのアドレナリンに強く反応した可能性も考えられるので，次に対照実験として，アドレナリン非添加の浸潤麻酔だけの影響を調べることにしました．その結果，高不安群における血圧や脈拍数の変化はアドレナリン添加の場合と同様の変化を示していることがわかりました（図 5-3b）．これは，患者さん自身の情動の変化による，内因性のアドレナリンと麻酔薬中のアドレナリンの影響を強く受けていることを示唆します．

　つまり，患者さんの生理的変化は，麻酔薬がアドレナリン入りかどうかよりも，内

a　リドカインのみ（アドレナリン非添加）使用時の収縮期血圧（白石，1996）
高不安群においては，アドレナリン非添加リドカイン使用時でも安静時に比べて有意に上昇している

b　リドカインのみ（アドレナリン非添加）使用時の脈拍数（白石，1996）
高不安群においては，アドレナリン非添加リドカイン使用時でも安静時に比べて脈拍数は有意に高く，5分後でも高く維持されている

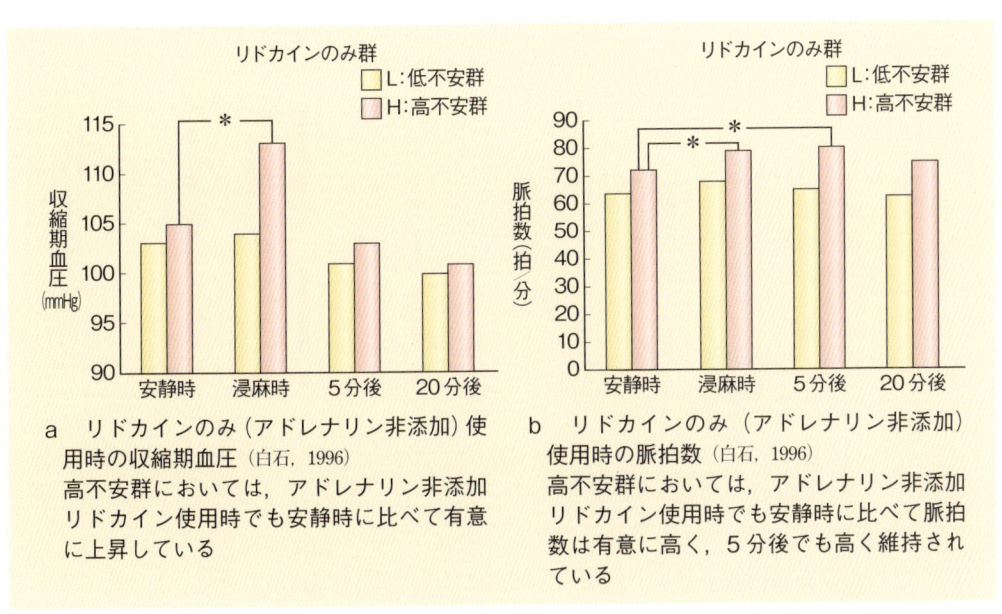

図5-3　アドレナリン非添加浸潤麻酔に対する不安度と血圧・脈拍数への影響

的要因による影響が強いということがわかったのです．

### 7）不安の高い人は，浸潤麻酔時に血中カテコールアミンを増大させる

　私たちは，情動の変化と血中カテコールアミン（アドレナリン，ノルアドレナリン）の変化についても調べました．高不安群では，アドレナリン添加，非添加にかかわらず，血圧・心拍数とも増加していることから，血中のアドレナリンもノルアドレナリンの分泌量も同様に増大していることがわかっています．

　つまり，高不安群は安静時においてさえ，血中アドレナリン，ノルアドレナリンともに分泌が高いことを示しており，しかも，5分後でもノルアドレナリンが分泌し続けていることを示していました．これは，麻酔後に脈拍が5分後でも高く維持されていたこと（図5-3）を裏づける結果でした．さらにアドレナリン非添加リドカイン使用時でも，アドレナリン添加の浸潤麻酔となんら変わらないパターンで血中アドレナリンの分泌が認められました．

　このように，高不安群の人たちは，浸潤麻酔薬の種類にかかわらず，内因性のカテコールアミンによる影響を受けやすいことがわかりました．つまり，「病は気から」といわれるように，歯科治療時においても，不安という精神状態が生理的変化を起こし，さらに患者さんを不安に陥れる，という悪循環が生じることを示しています．

### 8）不安が強いと「痛み」にも敏感に

　緊張している患者さんは，リラックスしている患者さんより痛みのコントロールが難しくなります（Devine et al. 1979, Pollac et al, 1966）．

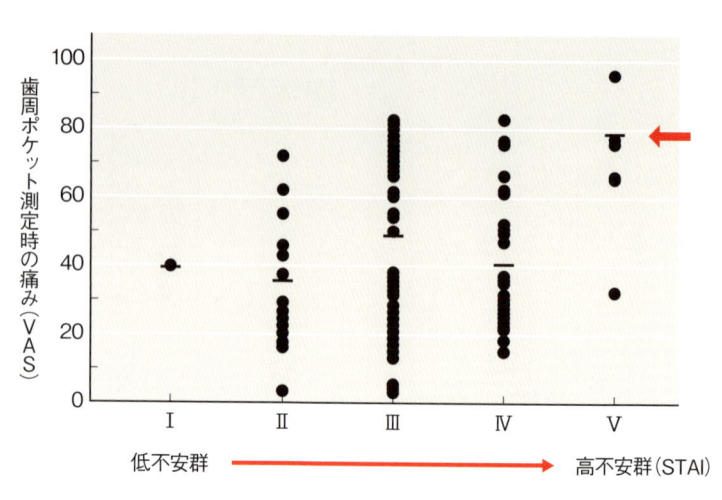

**図5-4** 不安度と歯周ポケット測定時の痛みとの関係（末益，1998）STAIによる評価で不安が高くなるほど，歯周ポケット測定時の痛みも強くなることがわかる

　私たちも歯周ポケット測定時の痛みと不安の関係について研究しました．その結果は，図5-4に示したとおりです．本研でもSTAIを用いましたが，不安度が高くなるほど，ポケット測定時の疼痛を強く感じる傾向があることがわかったのです．
　このように，患者さんの不安は単に情動の変化だけでなく，生体に生理的変化をもたらすということを踏まえると，特に不安の強い患者さんには"やさしい治療が必要である"と言えます．

### 9）原因不明の痛みや不定愁訴の訴え——身体表現性疾患としての口腔症状

　不安傾向の強い患者さんは，歯科治療に対して死の恐怖さえ感じる人もいるようです．また，近年社会の複雑化に伴い，家庭の悩みや社会的不適応を抱えて"うつ的傾向"を示す患者さんが非常に増えております．また，ドクターショッピング，非定型顔面痛や頻回手術症（polysurgery）なども増加していますが，これは，悩みや"こころの叫び"がこのような症状となって現れたものとも考えられます．さらに，口腔内に明らかな疾患が見つからないにもかかわらず歯科医に繰り返し不定愁訴を訴える身体表現性障害の患者も増えています．これは口腔が咀嚼機能を営む場所だけでなく感覚器官として鋭敏な感覚を有する場所であることを示しています．
　原因不明の痛みや不定愁訴としての歯科的訴えへの対応は，これからの歯科には欠かすことのできない新たな分野であると思われます．
　治療に先立って，私たちが患者さんの不安の状況や背景を把握することで，患者さんの無用な不安を抑えることができます．そして，不必要な血行動態の変動を抑制することもできます．このような配慮は，安全な歯科治療につながるだけでなく，患者さんが良好な"協力者"となることにも貢献するでしょう．

### 10）歯周治療は心理療法でもある?!

　歯周治療が患者さんの心にもよい影響を与えるらしい，というと驚かれる方もいる

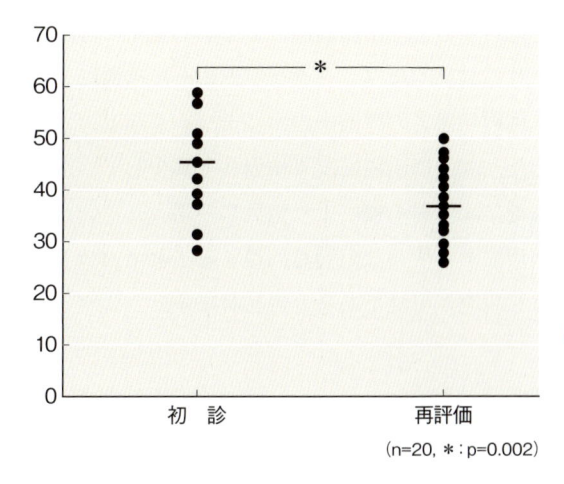

**図 5-5** 初診時と歯周基本治療後（再評価時）の「状態不安（state）」の変化
歯周基本治療後に有意に不安度が低下している

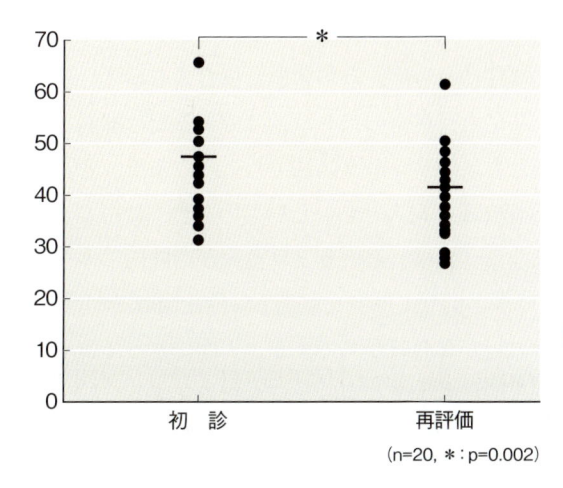

**図 5-6** 初診時と歯周基本治療後（再評価時）の「特性不安（trait）」の変化
歯周基本治療後に有意に不安度が低下している

のではないでしょうか．私たちは，これまで「不安」に関して，ストレスを受けやすい性格傾向を示す重要な指標と考え，日常の臨床で歯周病科を受診する，すべての患者さんに自記式不安度テスト（STAI）に記入してもらっています．

　この不安度テストとは，通常は，同一患者から繰り返し採取しないものですが，私たちは歯周基本治療の前後で採取しました．すると，歯周基本治療後には，患者さんの不安尺度のうち，「状態不安（state）」**図 5-5** と「特性不安（trait）」**図 5-6** のどちらも有意に減少していたことがわかったのです．直面している状況への不安傾向を表す「状態不安度」が改善されることは予期していましたが，患者さんが本来もっている性格傾向であり，あまり変化しないと考えられる「特性不安度」が低下したのは意外でした．つまり，本来患者さんがもっている不安傾向そのものが変化したわけですから，歯周治療が患者さんが本来有している不安傾向にもよい影響を与えたと解釈することができます．

　患者に寄りそい，共感的に進める歯周治療が心的にも大きな意味があったというのは，見直すべき歯科治療の利点だと考えられます．

ここまで述べたことを総合すると，歯周治療による心的変化の理由としては，①歯周治療で，繰り返し行われる共感的なプラークコントロール指導により心的変化が起きた．②歯周治療により歯周病患者の唾液中のコルチゾールなどのさまざまなストレス関連ホルモンが減少した．③歯周治療により歯周病で減少していたストレスを解消するメラトニンが増大した．④歯周治療により歯周病で増大していたストレスホルモンが減少した．⑤歯周治療により快適な咀嚼を回復することで，ストレス解消ホルモンが増大する．このような説明が可能であると思われます．

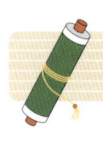

## 2. よく噛んでストレス発散

近年，社会構造が急激に変化するにつれ，成果主義，核家族化，それに企業倒産など，さまざまなストレッサー（ストレス因子）が増えてきました．その結果として，ストレスを抱え込み，神経症や心身症，うつ状態に悩む人も増大し続けていますが，精神衛生を良好に保つためにも，日常のストレスはできるだけ解消したいものです．家族団らんの食事はもっともよいリラックス法でしょう．また，老若男女に共通するポピュラーなストレス解消法は，"友人とおいしいものを食べに行くこと"のようです．

ところで，歯科関係者なら「食事」というと「食物が口腔内に入り，これを上下の歯で切断，粉砕，そして唾液と混ぜて味覚を刺激し，消化吸収を促進して，嚥下する」という生理学的機能だけに目が奪われがちですが，人間にとって食事とは，咀嚼・嚥下を通じた心理的にも文化的にも大きな意味を持つ行為です．

本節では，食事にかかわる「咀嚼」や「咬合」の人間学的意味についてお話ししようと思います．

---

**曹洞宗における食事作法**

食事作法を"修行"と位置づけた道元禅師（1200〜53年）は「赴粥飯法」という，食事作法の一挙手一投足から，最後に食器を浄め僧堂から退出するまでを，こと細かに指示した書を残しています．「粥」は朝食，「飯」は昼食のことです．『もし能く食において等ならば，諸法もまた等なり．諸法等なれば，食においてもまた等なり』と説いています．これは「食生活が整っていると，他の諸々が整っている．諸々が整っていることは，食生活も整っているというものである」と解釈できます．これは，尊い仏性の宿る心身を養うために，食事作法を修行の一環と位置づけたものと思われます．さらに道元禅師は「五観の偈」という言葉を残しています．

①目前の食事に加えられた苦労と施主の恩を思う．
②自分の日常の行いが，この食事を受ける価値があるか反省して頂戴する．
③謹んで多くむさぼらないようにする．
④食べ物は心身を維持して癒す良薬であると思って頂戴する．
⑤道を修めるための食物であることを知る．

道元禅師によれば，食事作法と仏法は一体である，とのことです．筆者の子ども時代には，食事の前に，「お百姓さん，ありがとう」「お父さんお母さん，ありがとう」と感謝の言葉を発していたことを思い出します．

> しかし，現在のように飽食の時代になり，かつ食材の多くを外国からの輸入に頼っていては，汗水垂らして働いている生産者の姿が見えにくいため，感謝の念が薄れているのはいたしかたないかもしれません．機会あるごとに子供に食について教える必要があります．

### 1) 食事によって興奮をおさめる副交感神経が働く

　ヒトの内臓は，自律神経の作用で働いています．胃に食べ物が運ばれると，身体の血液が内臓に集中して，消化作業に取りかかります．胃腸の働きは副交感神経によってコントロールされているので，その間，交感神経は休んでいます．
　このように，ゆったりした気分でゆっくり座って食事をすると，消化吸収をよくするための副交感神経が十分に働き，ストレスが解消されるというわけです．

### 2) 噛むとストレス解消のメカニズムが作動する

　それでは，"噛むこと"自体がストレス解消に役立つのでしょうか？ヒトがストレスを受けると脳内のストレスホルモンであるドーパミン，ノルアドレナリン，アドレナリンなどが増えます．そして，おいしい食べ物を咀嚼すると，今度は脳内のセロトニン，メラトニン，それにエンドルフィンなどの快適ホルモンが増えて，とてもリラックスした気分になります．
　ネズミを使った"噛むこと"の効用についての研究によると，ストレス状態にあるネズミに木片を噛ませた場合とそうでない場合とでは，何も噛ませていないグループではドーパミンが増え，木片を噛ませたグループでは，セロトニンが増えることが明らかにされています．この研究から，"噛むこと"は，抗ストレス効果があることと，ストレス負荷に対する緩衝機能としての役割をもっている可能性があるといえそうです．

> **アドレナリン，ノルアドレナリン**
> 　ノルアドレナリンとアドレナリンは，脳内ではいつも混ざって分泌されます．脳だけでなく，副腎でも分泌されます．アドレナリンは脳においてよりも副腎で最も多く分泌されます．ノルアドレナリンが減少すると，うつ病になりやすいとされています．なお，アドレナリンは「恐怖」，ノルアドレナリンは「怒り」のときに多く分泌されます．

### 3) チューインガムでストレス解消

　心の高ぶりを鎮め，「ほっと」落ち着かせ，安らぐ気持ちを作り出すのが「元気の神経伝達物質」セロトニンです．このセロトニンが減ると，他人では考えられないようなちょっとした慢性的にストレスを感じ続け，悩み続けると，糖質コルチコイドというストレス物質がどんどん増えていきます．糖質コルチコイドが増え続けると，セロトニンの分泌が抑制されてしまうため，ストレスフルな生活をしている人たちはセロトニンを増やす必要があります．セロトニンは，歩行，咀嚼，呼吸などの活動を増強させます[1]．噛む行為がストレス解消に役立っている理由がここにあります．

また，朝日大学の船越先生のグループが被験者にガム咀嚼を行わせて，精神の安定にどのくらい寄与しているかを調べています．通常ストレスが人に心理的ストレスが加わると血漿副腎皮質ストレスホルモンが上昇します．市販のペパーミントガムを毎分60回のリズムで10分間咀嚼させました．その前後で，ホルモン量を測定したところ，アドレナリン，ノルアドレナリンなどのストレスホルモンが減少する傾向を示しました[2]．このような臨床的研究は，野球選手が野球の試合中にチューインガムをよく噛んでいる行為を説明できますね．

> **「歯根膜」は感覚器官である**
> 　長く，咬合の研究を続けられていた窪田金次郎先生によると，オットセイは，口にくわえた小魚の鱗を傷つけると飲み込めなくなるため，コントロールしながら口でくわえるそうです．これは，歯根膜という神経受容器と，顎を動かす多数の筋紡錘に通じている中枢神経の支配のおかげで，絶妙にコントロールされているからこそできる技です．同じように，お母さんオットセイが子どもを軽く噛んで運んでいるときは，子どもの軟らかい皮膚の感触を歯根膜と筋紡錘が感じ，脳内ではエンドルフィンなどの快適ホルモンが出ているはずです．さらに，トガリネズミの口先のヒゲは触覚毛といわれ，歯根膜の神経構造に似ていることから，「歯根膜は口腔内の触覚毛ではないか」と述べています．
> 　このように，歯根膜というのは，鋭敏な感覚器の要素が強いといえます．この咀嚼情報は，運動情報として運動神経を経由して末梢効果器の咀嚼筋に伝えられ，筋運動をコントロールしています．①末梢効果器，②感覚入力系，③中枢神経系の三つの大きな機能で密接に結びつき，相互の関連で機能する―ヒトの生命を維持するための偉大で巨大なシステムであると考えられます．
> 　このように，私たち歯科医療者は，「噛む」という行為について，単に機械的機能にとどまらず，その心理社会学的意味にも注目する必要があります．すなわち，歯周治療は歯肉，歯周組織だけの治療にとどまらず，咬合改善やひいては心理的な治療効果もあることを再確認していただけたらと思います．

## 4）歯ぎしりとストレス

　最近の研究によると，"歯ぎしり"がストレスを解消のために行っているのではないかと考えられています．

　ブラキシズムをストレス発散としての役割を指摘したのは，SlavicekR（2002）である．クレンチング，ブラキシズムを示す患者の精神的個性評価を調査したところ，このような患者では攻撃反応が明らかに低下していることを見出しており，ストレスの調節弁として精神的情動の原始的な発散として咀嚼器官があると位置付けています．遅延性のストレス発散を肉体的な器官のレベルに求めていることから，咀嚼系は本来情動発現のための器官として発達してきたと考えられています．もともと大脳新皮質が発達している人間はこれらの原始的な精神的負担を即時反応として抑制しているのですが，それを遅延型反応として無意識下でストレスの調整弁として咀嚼器官が働いていると考えられています[3]．

　またこれは，噛むこと（Biting）によって胃潰瘍，脳内ノルアドレナリン，血中ACTH

レベル，脳内アドレナリンレベルが抑制されることが，研究で明らかにされています．このことから，噛むことがストレス抑制に働くことが示唆されています[4]．

## 3. 歯周病と体機能の深い関係

### 1）失いつつある噛む習慣

　動物はみんなで同じものを分け合って食べるということはほとんどしません．たとえばライオンは家族のために狩りをしますが，人間のように食卓を囲んで同一の食べ物を分け合いながら食べる，つまり「共食（きょうしょく）」ということはしません．人における食は文化性がありますし，命を長らえる以外の社会的な意味があります．

　楽しみながら時間をかけて食事をとる，というのが人間の本来あるべき姿ですし，栄養学者のフレッチャー氏や貝原益軒も，よく噛むことの大切さを説いています．南欧には昼食に2～3時間近くかける習慣があり，かつては大家族で食事をすることが当たり前だった時代がありました．現在では，そうした習慣はEU統合などの事情で廃止の傾向がみられます．もともとそうした習慣のないわが国では今，1人で食事をする個食や立ち食いが増加し，多くの人が仕事の合間に食べ物をかき込み，そしてまた仕事に戻るというスタイルをとっています．個食やファーストフードの広がりとともに，食べる行為は義務化され，「ついで」に食べるような感覚になっているようにみられます．

　そうした環境で育つ子どもたちは，個食に慣れてしまい，みんなと一緒に食事をするという習慣がなかなか身につきません．

### 2）噛むことは脳の活性化につながる

　噛むことは，脳の活性化につながります．口内の半分が歯周病で歯がグラグラしている患者さんに対して，ファンクショナルMRI（磁気共鳴装置）で脳内を調べました．患者さんにMRIの中で歯を噛み締めてもらい，脳内の血流の様子を観察したところ，歯列がある側と逆サイドの脳内で血流が活発化しました．

　よく噛むことは記憶力の回復にも関係しているといわれていますが，これも事実です．ネズミの実験で，固いエサを与えたネズミと軟かいエサを与えたネズミとでは，迷路での問題解決速度に差が生じることが明らかになっています．よく咀嚼できるということは，身体の健康に関連することはいうまでもなく，脳の活性化にも大きな影響を与えています．ですから歯周病はしっかり治療すべきですし，歯が抜けている場合はそこに人工物を入れて，十分に噛める状況を作らなければなりません．

### 3）よく噛むには歯肉が健康であることが前提

　よく噛むためには口の中が健康であることが大前提ですが，「よく噛みなさい」といわれても，噛めない条件にある場合があります．歯が痛かったり，グラグラしていれ

ば当然噛めません．先に述べたように，歯周病にかかってもやはり噛めなくなります．前者の場合は「痛くて噛めない」と自覚がありますが，歯周病の場合は気づかないうちに噛めなくなるという特徴があります．サイレントディジーズとよばれるゆえんです．

### 参考文献

1) 有田秀穂：セロトニン欠乏脳キレる脳・鬱の脳をきたえる．生活人新書, 2003
2) 船越正也, 佐橋喜志夫：咀嚼と学習効果．歯科評論 1994；620：73-84.
3) Slavicek R.：The function of stress management. In：The Masticatory Organ-Function and Dysfunction, Slaviced, R.(Ed), Klosterneuburg, Gamma Medizinisch-wissenschaftliche-Fortdunge-AG, pp. 281-291. 2002.
4) 佐藤貞雄, 笹栗健一：日本歯科評論 65（8），p53, 2005.

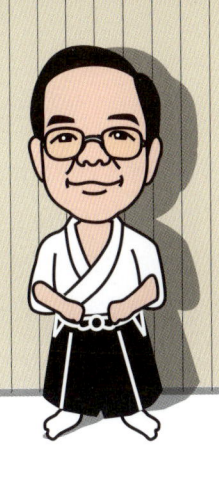

# 6章　咀嚼と歯列と顔の関係

## 1. 歯列はスクラム理論

　私たちの研究室で，歯周病で来院した患者さんを対象に嚙む力を測定しました．治療前と治療後で測定した結果，明らかな改善が認められました．治療中に，何か特別な装置を入れるわけではありませんから，歯はそのままです．つまり歯肉組織が健康になったために，しっかり嚙めるようになったということです．ということはその人がもともともっていた嚙む力を発揮できるようになったわけです．歯周病の患者さんは嚙む力があっても，それを十分に生かせない状況にあります．

　口腔内に余分なスペースがあっては，よく嚙むことができないのです．歯列に隙間がなく，筋肉としっかり一体となって動くことで本来の咬合力を発揮することができます．その点からしても，歯に欠損があるまま放置してはいけません．放置していると，その空間を埋めようとして歯が移動してしまい歯並びそのものが狂いはじめ，筋肉のバランスが崩れます．歯が全部存在したうえで筋肉は正常に動くようになっていますが，どこかが欠けていると，筋肉も無理をしてしまいます．すると次第に顔貌も変化していきます．

### 1）歯列はスクラム理論で決定づけられている

　嚙む行為には，歯の連結が不可欠です．咬合は口唇力，咀嚼筋，舌，そして歯と歯の縦横がバランスよく接触していることで総合力を発揮しており，私たちはこれを「歯のスクラム理論」とよんでいます．歯と歯がバランスよく並ぶことで，その人が持っている本来の咀嚼筋が活躍しているわけです．

　歯周病によって歯が移動することは説明しましたが，移動の結果，歯と歯の間に隙間が生じてしまいます．歯周病によって歯列のインテグリティ（統一性）がくずれると，歯のスクラムが乱れます．するとしっかり嚙めないという状況が生まれるわけです．しかも嚙めていないという自覚がありません．

### 2) 揺れている歯は重症化しやすく治りにくい

揺れている歯の歯周組織は悪くなりやすく，治療に対しても反応が非常に悪い傾向があります．治療が終ってもやがて歯周病が再発する人がいますが，調べてみると揺れている歯をもっている人たちが再発していることがわかりました．それは歯ブラシが良いとか悪いとか，そうした段階とは異なり，揺れているということそのものが歯周組織に対するリスクファクターであるということです．歯の揺れというのは，何をおいても大きな危険信号であるととらえてください．

揺れている歯は，4章でもご紹介したように，「Cデンチャー」という装置を使って支えれば，歯周病の進行や歯の欠損を予防することができます．

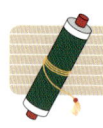

## 2. 噛む力の個人差

### 1) 噛む力と運動機能

先の調査では，噛む力と運動能力についても調べています．その結果，噛む力と一番関連しているのは握力，その次が瞬発力ということがわかりました．ここである老人固有の問題との関連が想起できます．歯の存在が瞬発力を支えているとすれば，歯がないために噛む力が衰えて瞬発力が低下しているので，転びやすかったり骨折しやすかったりするという考え方です．瞬発力があれば，転びそうになってもサッと姿勢制御ができます．

歯と姿勢制御との関連がわかるにつれ，マウスピースをするスポーツ選手が多くなりました．マウスピースは歯ぎしり防止装置でもありますが，しっかりした歯と歯の接触関係を作るので噛む力が増えます．歯と歯のコンタクトが全部つながった状態，すなわちワンピースで噛めるから運動能力が高まるのです．

こうしたお話しは一見，歯周病と無関係のようですが，歯があるからこそ運動能力を向上させることができるわけです．つまり歯周病は，個人固有の噛み合わせによって生まれる咬合力を低下させているのです．

### 2) 20 kg から 200 kg まで大きな幅

これまで，噛む力を把握する方法が少なかったため，私たち研究者でも噛む力の意味についてはあまり知りませんでした．しかし最近，噛む力を正確に測定できる機器が登場し，その研究が広がりつつある中で，その力のもつ意味が次第に明らかになってきています．

私たちが20代の学生およそ80人を対象に調べたところ，それぞれの噛む力は20 kgから200 kgまで大きな幅があることがわかりました（図6-1）．なかには160 kgという女子学生もいて驚きました．聞く所によるとかつての大関小錦が体重200 kgということですから，実にすさまじい力です．一方，私の患者さんに88歳の男性がおられますが，その方は噛む力は約90 kgで，男子学生の平均値並みです．というこ

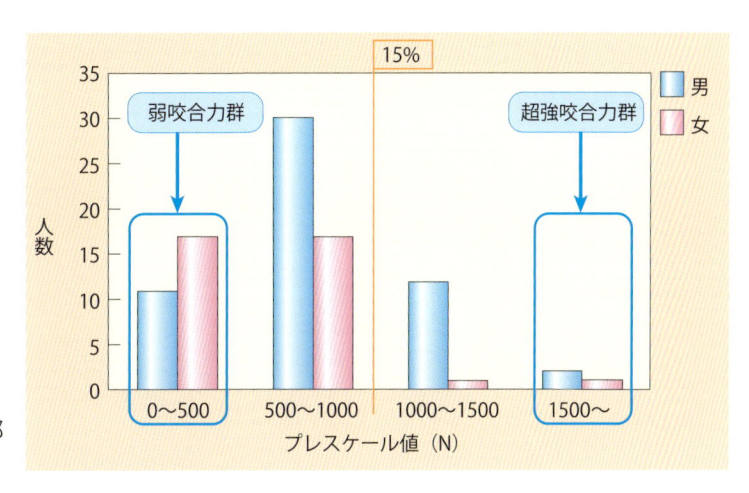

図6-1 咬合力（歯学部学生）の分布

とは，噛む力は高齢になっても維持できる可能性があるのです．人間は噛むことで生きているともいえるわけですから，それは当然かもしれません．噛む力は最後まで残るんですね．歯がちゃんとあれば，高齢の方でもちゃんと噛めるはずですから，歯を残す意味は，なおさら大きいわけです．

咬合力がそれだけ違うと，歯の負担も違います．たとえば，体重100 kg以上の人の膝関節と60 kgの人の膝関節は中年期以降になると壊れ方が違います．アメリカのリゾート地を訪れた際，60代で杖をついている人の多さに驚きました．60代で杖をつくというのは，日本人では考えられないことです．膝関節に大きな負担をもたらす欧米人の体の大きさが，このような事態を生んでいると思います．

歯も同様に，咬合力の強さが歯にとってハイリスクとなります．7番の咬合力は全体の5割を占めていますので最も負担を強いられる歯は7番ということになります．しかし自分自身の噛む力がどれくらいあるのか，ほとんどの方が考えたこともないでしょう．

### 3）噛む力と顔の形態は関連する

また私たちは，噛む力を測定する装置を使わずに，咬む力を調べる方法がないかと考え，咬む力と顔の形の相関関係を調べました．

噛む力の個人差については，遺伝，生まれ育ち，骨格，筋肉の発達過程の違いに由来することが考えられますが，顔の形によっても違うことが私たちの研究で明らかになりました．先に紹介した噛む力に関する学生の調査のなかで，約40人の噛む力と顔の形との関連を調べたところ，最も強く噛むのはたまご顔，次が四角顔，そして最も弱いのは，逆三角形の顔であごが細いタイプということが明らかになりました（図6-2）．

ちなみに噛む力が強いたまご顔と四角顔は，中年期以降に注意が必要です．応力の蓄積によって歯が壊れ，突然歯周病になる可能性が高いからです．

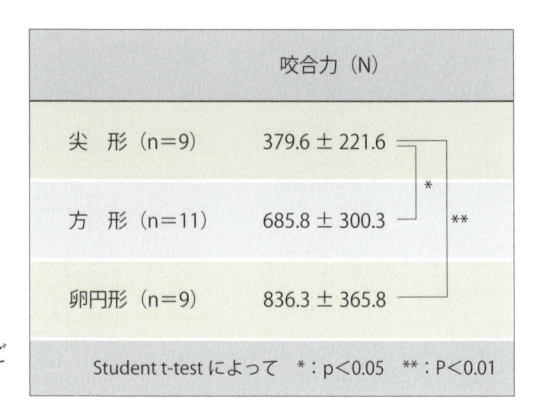

|  | 咬合力（N） |
| --- | --- |
| 尖　形（n=9） | 379.6 ± 221.6 |
| 方　形（n=11） | 685.8 ± 300.3 |
| 卵円形（n=9） | 836.3 ± 365.8 |
| Student t-test によって　＊：p＜0.05　＊＊：P＜0.01 | |

図 6-2　咀嚼力と顔形との関係
　　　最も強く噛むのはたまご顔，次が四角顔，そして最も弱いのは，逆三角形の顔であごが細いタイプ

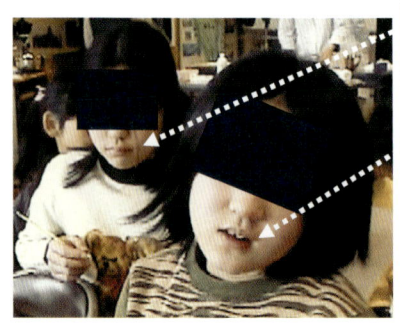

図 6-3　口唇閉鎖不全状態にある子ども
　　　近年，子どもや若者において増加傾向にあるといわれています．

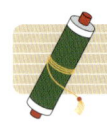

## 3. 口ポカーンが増えている

### 1）口唇閉鎖不全と口呼吸

　ここでまず，口唇閉鎖不全と口呼吸との関係について考えてみましょう．近年，特に若者に口唇閉鎖不全状態の方が増えているとマスコミなどで取り上げられています（図 6-3）．私たちは，毎年学童を対象とした検診を行い，口唇閉鎖と歯周疾患との関連性を調べました．その調査結果によると，重度の口唇閉鎖不全症例は全体の 62.2％と，30 年前に比べて約 5 倍増加していることがわかりました．つまり，「ポカンと口を開けている子どもが増えている」という話題はどうも事実のようなのです．

### 2）口唇閉鎖不全と口呼吸の何が悪いのか？

　口唇閉鎖不全や口呼吸によって生ずる問題としては，口腔内にプラークが付着しやすい，粘膜に変性が生じやすい，歯肉が腫れやすいことなどが知られています（図 6-4）．特に歯肉の病変は，上顎前歯部では口呼吸線，口蓋歯肉では堤状隆起（テンションリッジ）として知られています．また齲蝕発生のリスクが高くなることも明らかになっています．何より，つねに口が開いていると，口元が締まりのない顔になってしまいます．

　このように，口唇閉鎖不全や口呼吸は，歯周病をはじめとするさまざまな疾患のリスクファクターとして以前から問題視されていました．さらに最近では，口呼吸の影

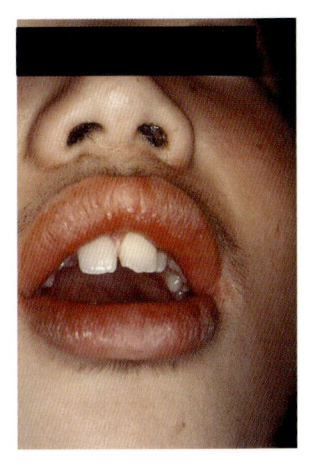

図 6-4　口呼吸の小学生

響として，口臭や舌苔が生じやすい，喉が腫れやすい，風邪をひきやすい，アトピーの発症と関係している，いびきをしやすいといった研究結果もあり，睡眠時無呼吸症候群との関連性も取りざたされています．

　もっとも，他の動物においても口呼吸は異常な状態で，動物を対象とした口呼吸の実験では，猿の鼻を塞いだところ死亡した例もあるほどです．このように，動物にとって口を開けていることは生理的に望ましくない状態であることは明らかです．

## 4．歯周治療で小顔になる！？

### 1）歯列はスクラム理論で維持されている（歯と歯の接触関係は変化する）

　歯と歯はお互いに支え合って歯列を構成しており，嚙む力を発揮しています．支え合っていますから，長年の咀嚼にも耐えることができるのです．

　しかし，歯と歯の間に隙間が生じると，支え合うことができませんから，歯が骨の中でひずんでしまいます．このひずみが歯の破壊を起こすわけです．破壊に至らずとも，部分的な付着の喪失が生じて歯周組織の中に細菌が入りやすくなります．支えを失った歯は非常に弱くなってしまいますから，歯が抜けた場合はそのまま放置してはいけません．

　接触点を喪失すると，咬合時に歯根膜がひずむと嚙む力も弱くなります．歯根膜はその沈み具合で，もっと嚙んでいいのかどうか脳に指令を送ります．歯根膜が沈みすぎると，それ以上嚙むのを止めてしまうのです．

　歯と歯の隙間は食渣がたまりやすいため，歯周病になりやすい箇所です．歯の間が歯周病で破壊されると，歯を前後に移動させようとします．そして歯全体を動かそうとします．中年期に差しかかり「歯と歯の隙間が急にできた」という人は，まず歯周病が関与しているといってよいでしょう．

　歯周病によって隙間が空くと，支えを失って歯が動きやすくなります．歯が動きやすくなればセメント質も壊れやすくなり，歯周病が悪化します．嚙む力はますます弱

くなり，脳の活動や記憶力が悪くなる…，という悪循環が生じます．

### 2）歯周病を治すと小顔になる

ちょっと不思議なタイトルに，驚く読者の方も多いことでしょう．女性たちは，安室奈美恵さんや小西真奈美さんなどの小顔の芸能人に憧れを感じるようですね．美容外科の宣伝文句にも「1回の施術でほおやあごが細くなって小顔に変身！」「憧れの卵形の美しい小顔を手に入れたい方は，小顔・美容セラピーをお試しください」などとあり，小さな顔になりたいと願う女性は多いようです．美的感覚は人それぞれ異なるとはいうものの，小柄な日本人にとって顔の小ささはプロポーション上でも特に重要なのかもしれません．

ところで，「歯周病」と「小顔」，一見無関係のように思えますが，意外と深いつながりがあることをご紹介したいと思います．小顔を目指すなら，まずは歯周病治療から！？

初診時29歳，女性の患者さんです．1999年3月ごろより上顎前歯部に歯肉腫脹が発現し，その後，1年間にわたって2軒の歯科医院で，齲歯治療，ブラッシング指導，歯石除去を受けたものの，歯肉腫脹の再発を繰り返していたそうです．その後，歯科医院で重度歯周炎と診断され，紹介状を持参し本学付属病院に来院されました．初診時の顔貌（図5-5）からは，鼻唇溝が発達していることがわかり，口唇の力が弱く口唇は厚ぼったく筋肉が弛緩しているようにみえます．唇の隙間から歯が少しみえている口唇閉鎖不全状態で，口呼吸も疑われます．

本症例は重度歯周炎に罹患していたため，歯周組織検査後に歯周治療を開始しました．歯周ポケット数値の変化を見ると，初診時は，頰側・舌側の中央の歯周ポケットは比較的浅いのですが，歯間部の歯周ポケットは非常に深く，赤い部分の出血点（BOP）も多いことがわかります．

治療開始から4カ月目，歯周ポケット数値が著しく改善し，口唇閉鎖不全の改善や顔貌の変化も確認できました（図6-6）．歯周治療後4カ月目の検査結果からは，歯周基本治療により歯周病の原因物質であるプラークや歯石などが歯面やポケット内から取り除かれたことによって炎症が消退し，それに伴って歯肉の腫れが治まり歯周ポケットも徐々に減少していることがわかります．

### 3）口腔内に何が起こったのか

なぜ，歯周治療によって口唇閉鎖不全に改善がみられたのでしょうか．歯周組織が健康である場合，歯根膜繊維によって生み出されるペリオデンタルフォース（歯根膜内圧）と，唇頰筋圧が連携することにより，舌圧との間に歯列の安定性が生まれます．これらのバランスが保たれているときには，歯列内で歯の位置は安定しています．歯周疾患によりこれらの歯肉線維や歯根膜に細菌が侵入すると歯の移動が始まり，この

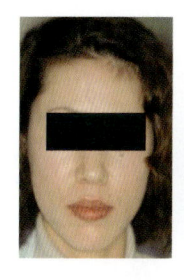

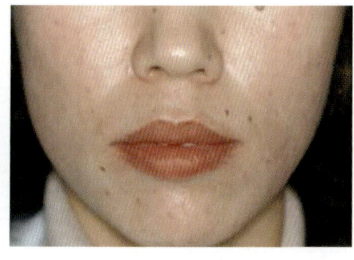

図6-5　初診時の顔貌（2000年2月）
口唇が厚ぼったく筋肉が弛緩し，上下の唇の隙間から歯が少しのぞいている口唇閉鎖不全状態にあることがわかります．

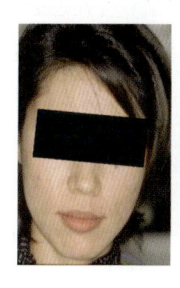

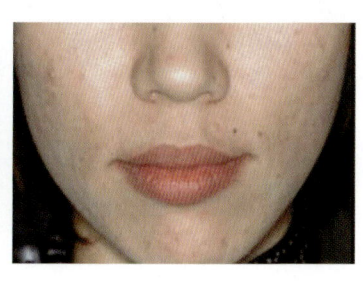

図6-6　歯周病治療開始から10カ月目の顔貌（2000年11月）
口唇が閉鎖し，すっきりとした顔立ちに変化しています．

繊細なバランスが乱れると，歯に病的移動が生じやすいのです．

　病的移動を生じていた歯が，歯周治療によって自然に歯列内の元の位置に戻る例が臨床において時折見られますが，これは歯周治療により歯肉線維や歯根膜の機能が改善することによって起こったものと考えられます．

### 4）歯周治療は顔面のエクササイズ？

　しかし，このように歯周治療によって歯列が元の位置に戻ったことだけが，口唇閉鎖不全が改善し"小顔"にみえるようになった理由ではありません．図6-7に示した歯周ポケットの劇的な減少が，歯周治療後に顔が引き締まってきたことと強く関連しているのです．

　私たちの研究では，歯周病に罹患すると噛む力が弱くなり，歯周治療によって歯周組織が改善すると，咬合力も大幅に回復することが明らかになっています．本書「3章　歯の浮くような話」では，歯周ポケットをつくると歯が歯槽窩から浮き上がってくることや，さらに歯の横にポケットができると挺出しながら横に移動するという実験結果を紹介しました．このような現象が早期接触を生じて，咬合力を低下させている理由です．

　逆に，歯周ポケットが減少すると，歯根膜が正常な機能を取り戻し，咬合力の回復につながったと考えることができます．そのため，咬合に密接にかかわる口腔周囲の筋肉においても，歯周病により噛みにくい状態が続けば，咀嚼筋や顔面筋は弛緩します．言い換えると，顔の筋肉が弛緩するのは，歯周病によって噛めないために口輪筋が弛緩したと考えることもできます．これは歯周病の一症状ともいえるでしょう．口唇閉鎖不全は歯周病のリスクであり，歯周病によってももたらされると考えられないでしょうか．

57

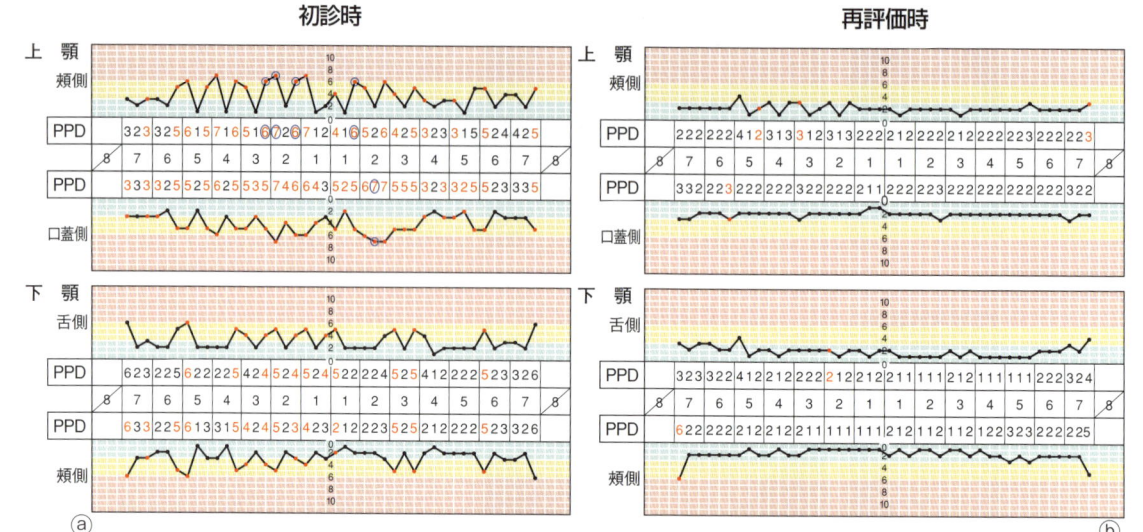

図 6-7　a 初診時（2000年2月）と b 歯周治療開始後4カ月（2000年6月）の歯周組織検査結果
初診時には歯間部の歯周ポケットが非常に深かったが4カ月後には減少していることがわかります．
※赤数字は出血部位，青丸は排膿部位を示します

図 6-8　治療前の上顎前歯口蓋側（2000年2月）
口呼吸の症状の1つである堤状隆起（テンションリッジ）が口蓋側に認められます．同治療後（2000年11月）：初診時に認められた 32|，|23 間の空隙が再評価時に閉鎖している．

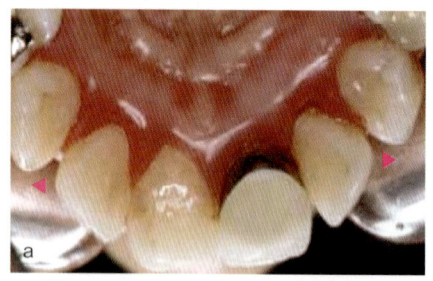

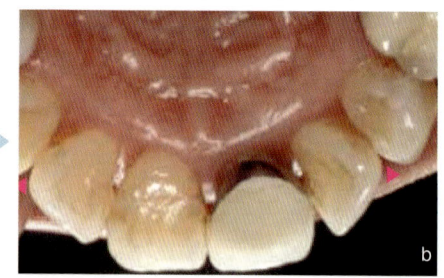

　歯周治療によって以前のように噛むことができるようになれば，口腔周囲の筋肉もふたたび正常に働き，"エクササイズ"が始まります．その結果，口唇や顔全体の筋肉が鍛えられ，口元が引き締まってくる―これが，歯周治療によって顔面が引き締まるおおまかなメカニズムです．

### 5）歯間離開度の拡大

　続いて，歯間離開度の変化を見てみましょう．本症例の治療前後の前歯口蓋側を見ると（図6-8），初診時は口蓋の歯肉に膨張（堤状隆起）が認められますが，歯周基本治療後には歯肉の炎症が消退し歯間乳頭歯肉の腫脹がなくなり，歯肉が退縮している

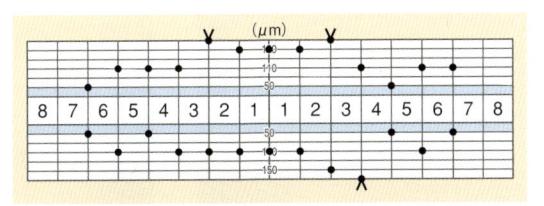

a：初診時の歯間離開度（2000年2月）
生理的な歯間幅の数値は50μmであり，110μm以上は異常とみなされます．150μm以上の場合は肉眼で隙間が確認できるほどの離開度となります．

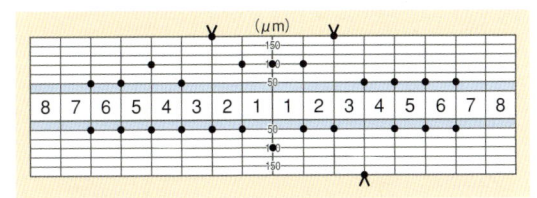

b：歯周基本治療後4カ月目の歯間離開度（2000年5月）
歯間離開度が治療により変化していることがわかります．

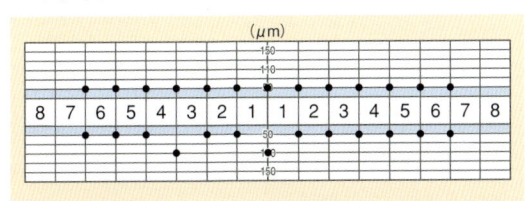

c：歯周基本治療後3年目の歯間離開度（2003年6月）
歯間離開度がほぼすべて生理的な範囲にまで改善しています．

図6-9　歯間離開度の比較

ことがわかります．さらに，初診時に認められた13，12間の歯間空隙も，歯周基本治療後には閉鎖していることがわかります．

　本書3章で解説したように，深い歯周ポケットは，歯と歯の接触関係を広げるように作用することが私たちの研究で明らかになっています．つまり歯と歯の接触関係は，歯周病に罹患すると開き，歯周治療により閉じるというわけです．

　このような変化が本症例においても起こっていたのか，歯間離開度のデータから確認してみましょう．初診時と歯周基本治療後4カ月目の歯間離開度を比較すると（図6-9a，b），歯周基本治療によって歯間離開度にやや変化がみられることがわかります．図6-9cは，歯周治療後3年目の歯間離開度です．初診時に開いていた歯間離開度がほぼすべて生理的な範囲に改善し，歯の接触関係が緊密化していることがわかると思います．本症例のこのような結果から，歯間離開度の変化は顔面の変化に関係しているのではないかと考えるようになりました．

　これまで，歯間離開については食片圧入との関係だけが注目されがちでしたが，歯と歯の間隙は歯周炎によっても拡大します．つまり歯周病に罹患している歯列は，正

59

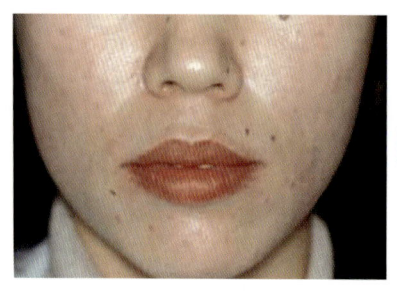

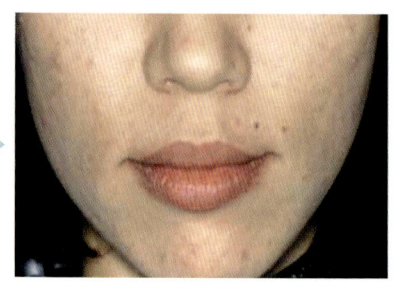

**図 6-10　顔貌の変化（再掲）**
左が初診時，右が治療開始から 10 カ月目
口唇に締まりのない口元で口角もやや下がっている印象があった初診時に比較し，治療後にはキリッと唇が引き締まり，口角も少し上がり，すっきりとした明るい印象になりました

常な歯の接触関係が喪失し歯列全体の長さが広がり，歯周治療後には歯間離開が緊密化して歯列の長さが短くなると考えられます．

　著しいオーバージェット[※1]や，交叉咬合[※2]，叢生を有する人は，不正咬合を有しない人に比べて，歯周ポケットが多いため，「歯列不正は歯周疾患の原因になりうる」としばしばいわれます．本症例や私たちの研究からは，逆に「歯周疾患が歯を移動させ，歯列不正を作る」可能性も示唆されます．

　今回は，歯周治療により口元が引き締まり小顔になった患者さんを紹介しました．そしてその理由が，①歯周治療によって歯周ポケットが減少し，離開していた歯と歯の接触関係が回復して歯列が緊密化すること，②歯根膜の機能の回復により，抗圧性が回復して咬合力が増大したこと，③咬合力の回復によって口腔周囲の筋が正常に働き，顔面筋や咀嚼筋群が鍛えられたということなどにある可能性を，私たちの研究をふまえて考察しました．

　実は，本症例の患者さんは，歯周治療により口腔周囲が変化したのみならず（図 6-10），目に明るさが戻り，華やいだ雰囲気になりました．このような患者さんの内面的な変化についても，よい影響が出たことが考えられます．

　図 6-11 を見てください．アメリカの脳学者であるワイルダー・ペンフィールドによるホムンクルス（小人）の図です．脳の神経支配において唇が占める割合がかなり高いことがわかります．唇は鰓や感覚器が変化したものではないかと考えられており，歯周治療による口元の変化で顔がすっきり見える理由も，ひょっとすると，私たちの遺伝子に刻まれた何らかの記憶がそう感じさせるのかもしれません．

---

[※1]オーバージェット：咬頭嵌合位で上顎前歯の切縁と上顎臼歯の頰側咬頭が下顎歯に対して水平的に被蓋している関係
[※2]交叉咬合（クロスバイト）：咬頭嵌合位において，側方歯群の反対咬合により，上下顎の歯列弓が水平的に交叉している不正咬合

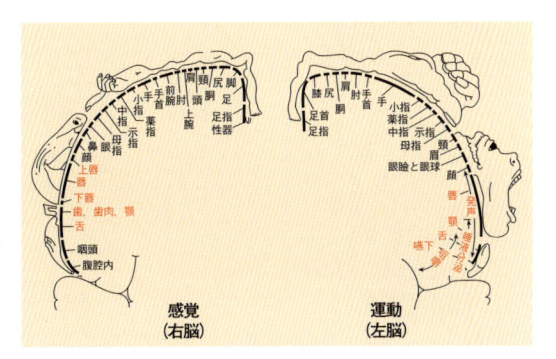

**図 6-11** ワイルダー・ペンフィールドのホムンクルス（小人）の図
脳のどの部分が該当部位の感覚・運動を司るかを示しています．

### 参考文献

1) 中島佐代里, 内藤　徹, 横田　誠：日本人学童における口唇閉鎖不全と口腔内所見との関係. 日歯保誌, 46 (6)：978-986, 2003.
2) 村岡宏祐, 久保田浩三, 天野めぐみ, 横田　誠：歯周基本治療における不安尺度（STAI）の変化について. 20：46-49, 2005.
3) 牧野正敬, 村岡宏祐, 横田　誠：歯周基本治療における咬合状態の変化に関する研究. 日歯周誌, 49巻, 37-46, 2007.

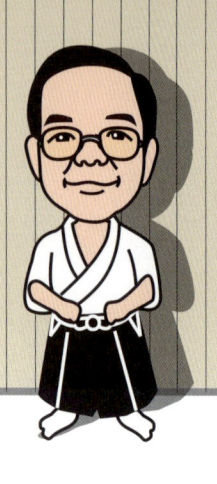

# 7章　咬合と歯周病の関係

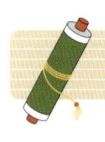

## 1. 歯は壊れる

中年期以降の歯周病は，歯が壊れることから発症する!?

かつて歯周病学の先人達は，歯周病と咬合との間の関係に強い関心を寄せていました．たとえば，スティルマンのクレフトやマッコールのフェストゥーンなども咬合が関わるのではないかと考えられていました．しかし，先人達がこのように咬合に疑いの目を向け，症例を提示していたにもかかわらず，その後の研究によると「歯周組織が健康である限り一過性の過重負担ではアタッチメントロスは生じない」という，歯科界におけるコンセンサスができあがってしまいました．そして，「咬合」は歯周組織に感染がある場合にのみ歯周組織破壊を進ませるリスク因子となる，と捉えられるようになりました．

以来，歯周病学における咬合の問題は，歯周組織が健康である限り重要性が低いとみなされるようになりました．しかし，現場では咬合が歯周病と大きな関係があると感じます．

### 1）歯の破壊と症状

縄文人や古代人の歯を見ると，かなりの割合で咬耗が生じていることが以前から調べられています．かつてオーストラリアの原住民であるアボリジニは，自然界の動植物を食べていたことから，すべての歯が接触点を失うほど咬耗を起こし，歯列が短くなっていました．軟かい食事に慣れた現代の日本人では，これほどには咬耗が生じませんが，それでも咬耗のある歯の歯頸部付近に楔状欠損が生じる現象は日常経験するところですね．表7-1 に，咬合力が関与していると考えられている歯の症状についてあげておきます．

### 2）歯ブラシと楔状欠損（WSD）

楔状欠損の発生には，以前から不適切な歯磨き習慣が原因としてあげられており，特に歯磨き時の強い圧による大きなストロークが問題視されてきました．現在でも楔

表 7-1　負担過重による歯の症状

1. Abfraction（アブフラクション）
2. Broken teeth（歯の破壊）
3. Chipped teeth（歯の部分的破折）
4. Cracked teeth（歯の破折）
5. Gum recession（歯肉退縮）
6. Internal cracks（歯の内部破壊）
7. Loose teeth（歯の動揺）
8. Lost teeth（歯の喪失）
9. Root exposure（歯根露出）
10. Sensitive teeth（知覚過敏）
11. Sifting teeth（歯の移動）
12. Worn teeth（歯の摩耗）

図7-1　歯周基本治療前後の比較
初診時（右の写真）$\overline{4}$の歯頸部は歯肉で覆われていましたが，歯周基本治療後に楔状欠損が認められました．

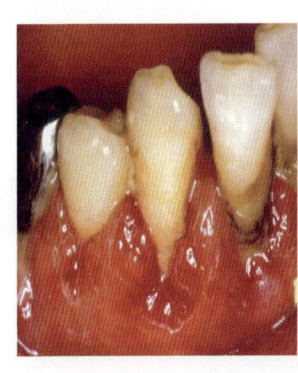

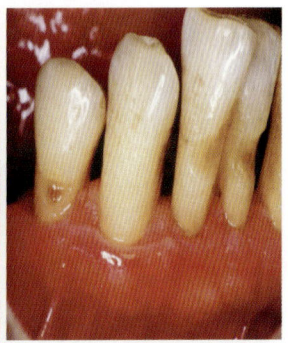

状欠損の原因は，歯ブラシの誤用と歯磨剤との関連性が指摘されています．しかし，歯ブラシのなかった時代にも歯頸部のエナメル質の欠損は発生しています．「咬合が危険因子ではないか」と指摘されたのは，1930年代にまで遡ります．1970年代にはブラキシズムを有する人に，エナメル質の楔状欠損が多発することが明らかにされています．図7-1，2からは，周治療前には歯肉に覆われていた場所に，治療後に楔状欠損が露出したことがわかります．

## 3）楔状欠損（WSD）の頻度

エナメル質の楔状欠損の発生頻度を抜去歯で調べた研究では，男性では上顎第一小臼歯，下顎第一小臼歯，上顎第二小臼歯，下顎第二小臼歯の順でした．さらに，50歳代で最も頻度が高いといわれています．また楔状欠損を調べた他の報告では，その発生頻度は被験者の5〜85％と大きな幅がありますが，いずれも加齢とともに高くなっています．

## 4）アブフラクションとは

「アブフラクション」とは，過大な咬合力により歯頸部歯質が細かく破壊されてでき

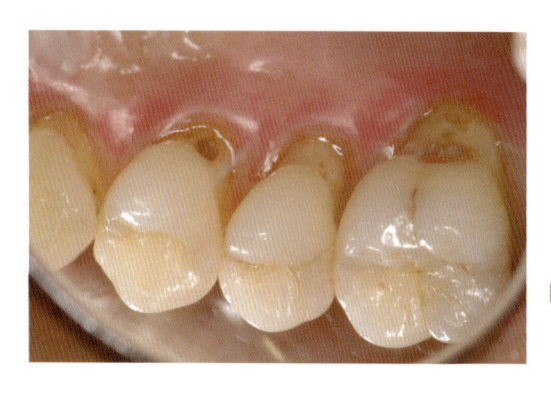

**図 7-2** 通常歯ブラシが届きにくい上顎臼歯部口蓋側歯頸部に楔状欠損が認められました．

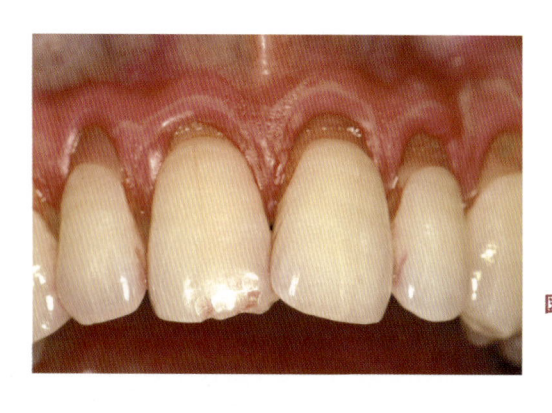

**図 7-3** ブラキシズムのある患者の過大な咬合力により生じる歯頸部歯質の楔状欠損アブフラクション

る欠損で，楔状欠損の主な原因といわれています．Lee らは，ブラキシズムなどの側方力が過度に加わると，歯頸部に張力と圧縮力が生じて，エナメル小柱間の化学的結合が破壊されて生じる可能性について提案しています．このようにもともと歯磨剤や横磨き法が関与すると考えられていたアブフラクションの主たる原因の一つとして，外傷性咬合が加えられたのです（図 7-3）．

### 5）根面クラックの再現実験

これまで楔状欠損やアブフラクションについては，保存修復学の分野で主に注目され，研究が行われてきました．しかし最近では，歯周病の領域でも，歯根部セメント質において歯ブラシが関与しないアブフラクション様の歯根面破壊が生じる可能性があるとの仮説が指摘されてきました．この仮説を証明するために，私たちはヒトの新鮮な抜去歯を用いた実験を行いました．

抜去歯に直接繰り返し応力を負荷した場合に，セメント質に疲労性破壊が生じるかどうかについて調べたのです．口腔内と同一条件に近づけるために，抜去した歯を水中に浸漬し，タッピングに近い状態で 5 kg 荷重を繰り返し負荷しました．その結果，荷重負荷を始めて 10 万回以降からセメント質の亀裂が CEJ（セメント-エナメル境）直下に生じ，それは回数とともに拡大することがわかりました（図 7-4）．

これはヒトの歯のセメント質に応力の集積によってマイクロクラックが生じること

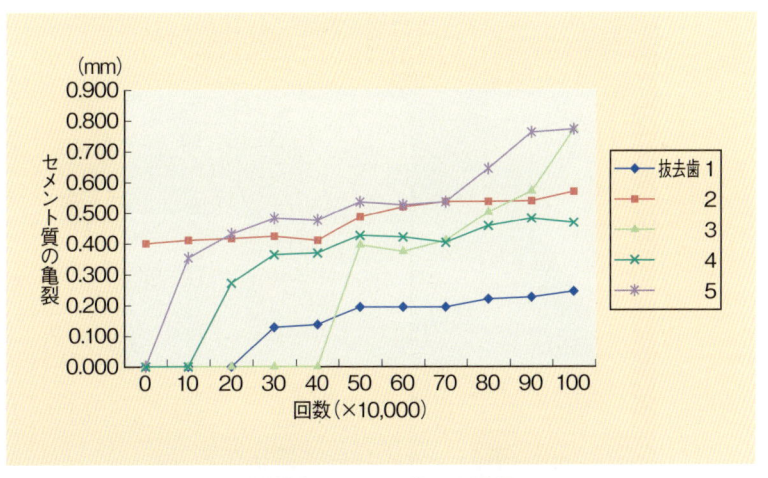

図 7-4　5 kg 負荷による歯根部セメント質への影響
抜去した歯に荷重を繰り返しかけ続けると CEJ から根尖方向にセメント質の亀裂が広がることがわかりました．

を定量的に再現した初めての研究となりました．これまで，歯槽骨に隠れた根面など歯ブラシが届かない部位における歯の摩耗や亀裂は原因不明と考えられていましたが，これらの研究結果から「歯根部セメント質の亀裂は応力の集積によって生じた疲労性破壊である」と説明できるようになりました．このような研究から，部位特異的な歯周病は，咬合が関与している可能性がいよいよ強くなったのです．

### 6）高齢者の歯肉退縮とセメント質破壊の関係

上記の研究方法と同様の方法で，高齢者の抜去歯に対し同様の実験を行った結果，応力の蓄積とともに明かなセメント質の微細なクラック（マイクロクラック）が生じることがわかりました（図 7-5）．歯肉退縮が加齢現象だと示した報告としては，Garjiulo らや浦郷らの研究があります．このセメント質のマイクロクラックの再現実験は，彼らが主張してきた加齢現象の病理所見を説明できるエビデンスを示したことになりました．

以来，これまで私たちが応力の蓄積が歯肉退縮や突発性の歯周組織破壊に関係していると感じてきた臨床実感を，このエビデンスに基づいて確信をもっていえるようになったのです．しかし，100 年ほど前に Gottliebe という高名な歯科医師が，「歯周病になる人はセメント質が弱いのではないか」という仮説を立てていました．つまり，セメント質が壊れた結果，歯とセメント質との間に隙間が生じ，そこに細菌が入ってしまうのではないかというのです．先人たちの観察眼は素晴らしいですね．

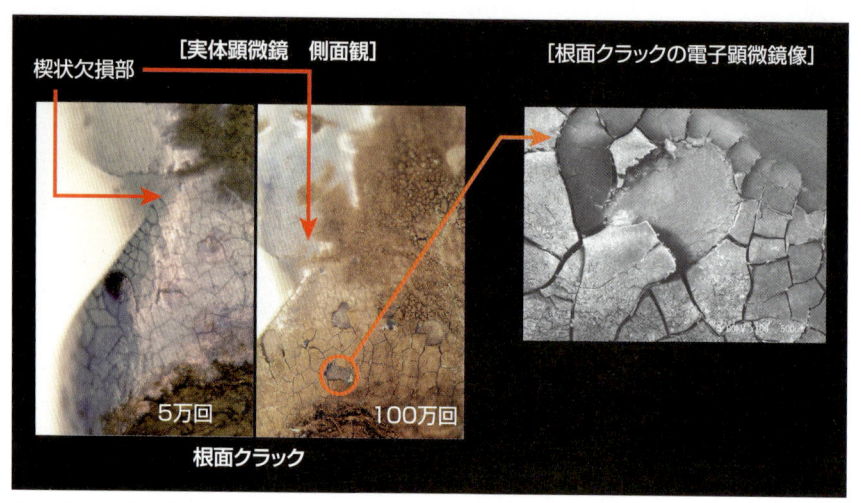

図 7-5　楔状欠損のある高齢者の抜去歯に荷重を負荷した状態
　　　　100万回の5kg荷重でセメント質の剥離が認められました（SEM像）．

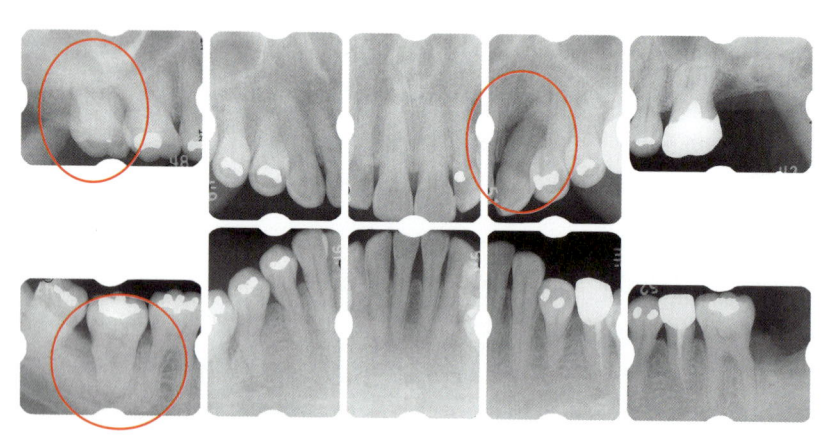

図 7-6　部位特異的に歯周組織破壊が生じたエックス線写真像
　　　　上下顎右側臼歯部と上顎左側犬歯部に限局した骨吸収が認められます．

## 7）高齢化社会では歯の壊れを考慮した歯周治療が必要

　現在，日本は高齢社会を迎え，昭和22年から現在までの63年の間に男性では約28年，女性は30年以上長生きするようになったわけですから，それだけ歯は，長く使われるようになってきているということがいえます．それに伴い，歯質が年齢とともにだんだん壊れることを理解しておくことも大切です．

　動物社会では歯が壊れると，狩猟ができなくなることから，歯周病にかかったライオンがいるとすればまず生きられないと思います．草食動物では，食べるスピードが落ちて生きることが厳しくなります．また，歯が摩耗すると食べるのに時間がかかり，外敵から身を守るには危険度が増すので長く生きるのも難しいでしょう．野生動物の

世界では，歯の破壊や喪失は「死」を意味するといってよいでしょう．

　図7-6の症例を見ると，右上下臼歯部と左側犬歯部に部位特異的な歯周組織破壊が起こっていますが，咬合などの他のリスク因子が引き金になっているのではないかと考えたくなるのは私だけではないでしょう．臨床現場では，教科書にある知見だけでは説明できない歯周組織破壊に戸惑いを感じる場合も多いものです．特に，高齢者になるほど部位特異的に生じる歯周組織破壊が多いように思います．このような症例に対して必要以上にプラークだけを悪者にするのでは，患者さんがフラストレーションを持つ場合も結構あるのではないかと思われます．

### 8）まとめ

　歯が壊れて歯周病になるという話でしたが，どうでしたでしょうか．どうもこれからの高齢社会では，プラークコントロールの徹底だけでは十分ではなく，歯を長く使っていること，つまり長く生きているだけで歯が疲労性破壊を生じ歯周病に罹患するリスクが増すことがおわかりいただけたと思います．「歯」そのものが壊れることもあるのだということも念頭に置いて治療や予防を考えてみると，より患者さんのニーズにあった指導ができるのではないかと考えます．

## 2. 第二大臼歯（7番）が抱える10の問題とその解決

　これまで述べたことに関連して，長い間歯周治療に取り組んできて思うことは，第二大臼歯（7番）が大変重要な歯であるということです．7番は咬合力負担を担う最も重要な歯です．それに気付いて以来，7番をできるだけ残したいと考えるようになりました．その理由は，以下の10項目にまとめられます．私はこれを10の7番問題といっています．

①7番の歯周組織は歯列の中で最も大きく破壊される．
②最も早く失いやすい歯である．
③プラークコントロールが最も難しい．
④歯周基本治療に対する治療反応が最も悪い．
⑤歯周外科において直視直達が難しい．
⑥5割の咬合力を担っている．
⑦後方隣接歯による接触点支持がない．
⑧遠心はセメント質が破壊されやすい．
⑨根分岐部が破壊されやすい．
⑩7番問題は心の問題を起こす

　最大咬合力を発揮するのは第一大臼歯（6番）なので，これが最も良く噛む歯のように思えます．なぜ第一大臼歯ではなく，第二大臼歯が大変重要な歯なのかという疑

問をもたれる方がいるかもしれません．確かに，第一大臼歯は臼磨運動の中心でありますし，最大咬合力においても歯列の中で最も大きな力を発揮する力持ちの歯でもあります．野球にたとえると第一大臼歯は4番バッターのスラッガーには違いありません．しかし，野球でも4番バッターを生かすために，1番をはじめ他のバッターがいなくてはなりません．

　同様に力持ちの第一大臼歯（以下6番）ではありますが，それを支えている周囲の歯が必要なのです．すなわち，歯列にもチームワークがあるのです．歯列の重心は6番付近にあります．そして，最大咬合力を発揮する第一大臼歯を遠心から支えているのが第二大臼歯（以下7番）です．また閉咬時には顎関節に7番は最も近い位置にあるために噛みしめた場合に前歯列の中では負担が最も大きくなります．このように7番は6番を支えかつ自分でも強い咬合力を受けているために想像以上に負担が大きいのです．さらに，7番遠心は最もプラークの付着しやすい部位であるためにクラック部分に感染が生じやすいのです．そこで7番の遠心の付着が喪失し，歯周ポケットが最も深くなりやすいということになります．このような理由から，7番は特殊だといえます．7番を失うと6番が，6番を失うと5番が喪失します．このように最後方歯を失うとドミノ現象のように，咬合崩壊が生じるのです．咬合力の負担を7番の支えているからこそ，ストレスへの耐性が強化されるのです．このことを覚えておいてほしいのです．次に「10の7番問題」を一つずつ整理しましょう．

### 1）7番は歯列の中で最も破壊が大きい

　図7-8，9は，歯周病が進行している症例ですが，本例でも7番が最も大きく破壊されています．このような症例は比較的多くみられます．

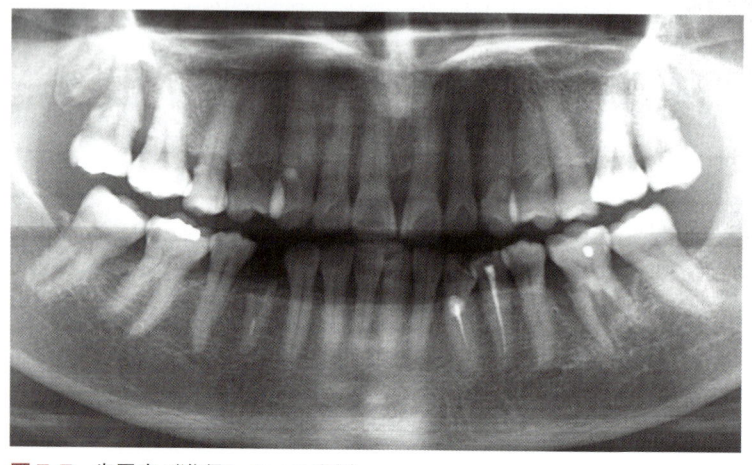

**図7-7**　歯周病が進行している症例

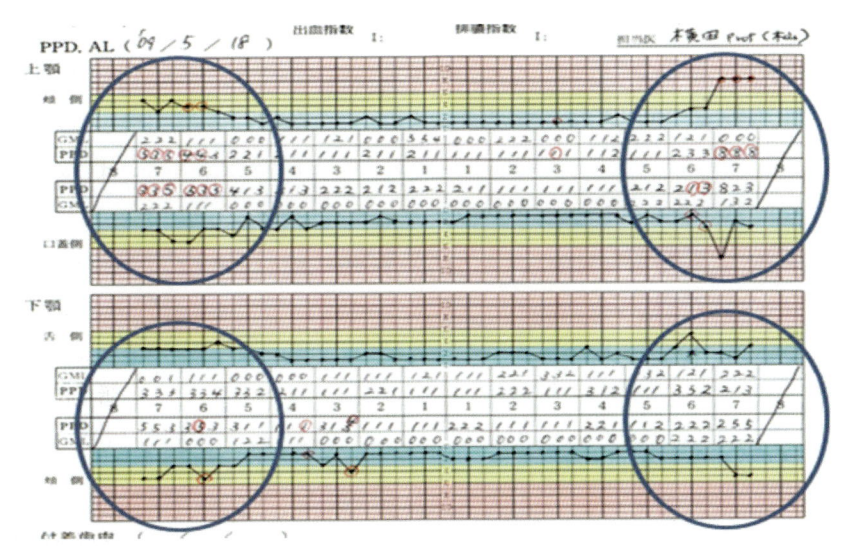

図 7-8　図 7-8 のプロービング値は 7 番が最も大きい．

## 2) 7番の歯は最も早く失われる

| | Hirschfeld, Wasserman (1978) 22y | McFall (1982) 22y | Goldmanら (1986) |
|---|---|---|---|
| （上顎） | | | |
| 第二大臼歯 | 19 | 23 | 28 |
| 第一大臼歯 | 16 | 16 | 29 |
| 第二小臼歯 | 6 | 9 | 15 |
| 第一小臼歯 | 6 | 10 | 12 |
| 犬歯 | 4 | 5 | 7 |
| 側切歯 | 6 | 8 | 10 |
| 中切歯 | 5 | 8 | 11 |
| （下顎） | | | |
| 中切歯 | 6 | 9 | 8 |
| 側切歯 | 3 | 7 | 6 |
| 犬歯 | 1 | 1 | 0.1 |
| 第一小臼歯 | 2 | 6 | 3 |
| 第二小臼歯 | 3 | 6 | 7 |
| 第一大臼歯 | 10 | 16 | 16 |
| 第二大臼歯 | 11 | 13 | 24 |

図 7-9　Hirschfeld & Wasserman (1978)[5] によって，22年間にわたる長期観察症例によって 7 番の喪失が最も多いことが示されています．同様の結果が他の著名な 2 つの研究からも得られています．

### 3）7番はプラークコントロールが最もむずかしい[2]

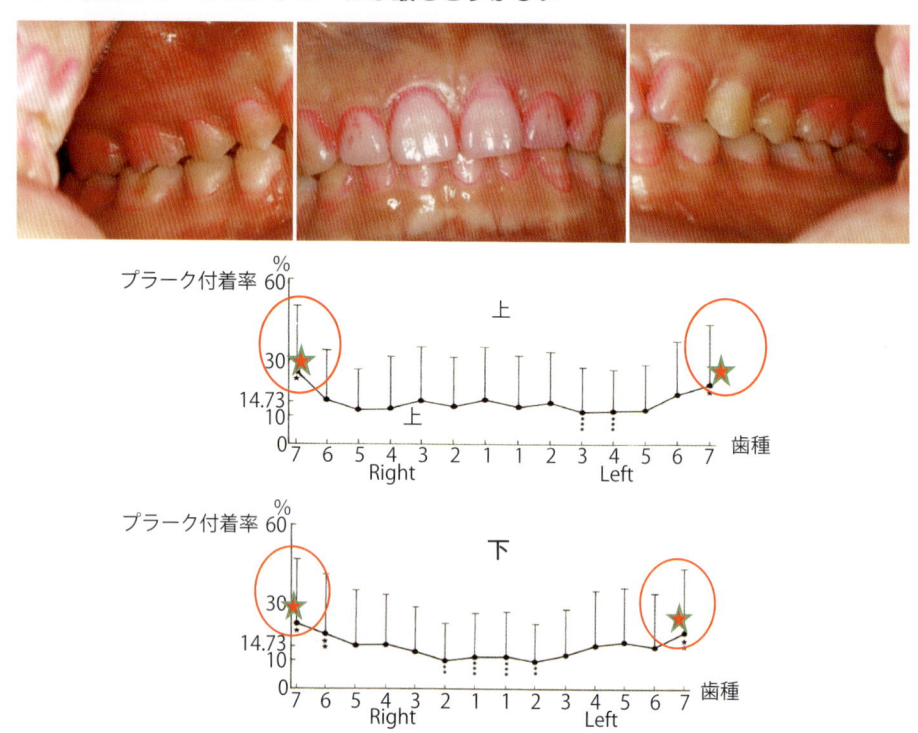

**図 7-10** プラーク残存率
PCR 値が 10％以下に到達した患者 39 名の被験者における部位別プラーク残存率を示していますが，プラーク残存率が有意に高いのは上下左右 7 番です．

### 4）7番は歯周基本治療に対する治療反応が最も悪い[6]

1989 年の研究では，基本治療によるポケット減少反応を歯種別に検討しました．それによると図 7-11 のように部位により差があることが明らかになっています．特に 7 番の反応が悪いことがわかります．

| | | |
|---|---|---|
| 目的：基本治療によるポケット反応は，歯の種類や部位によって違いがあるか？ | | |
| 結果：部位によって差がある | | |
| 反応の良かった歯 | 5 4 / 4 | 4 5 / 4 |
| 反応の悪かった歯 | 7 6 1 / 7 | 1 6 7 / 7 |

**図 7-11** 歯周基本治療で治りが悪い歯

7 番は上下左右とも最も治りの悪い歯に属します．

### 5）歯周外科における直視直達が難しい

歯周外科時において，7番の遠心は直視・直達がむずかしい場所です．特に，遠心の根分岐部病変が1度以上あるならば，さらに対応がむずかしくなります．

### 6）7番は5割の咬合力を担っている

7番のマイクロクラックの問題と咬合力が関係しています．

個々の歯で調査した最大咬合力は，上下の6番であることはこれまで明らかにされています．しかし，クレンチング状態で最大陥合位を行ったときには最大咬合力の分布は7番であることがわかります．6番と7番で8割近い咬合力を負担しているのです．

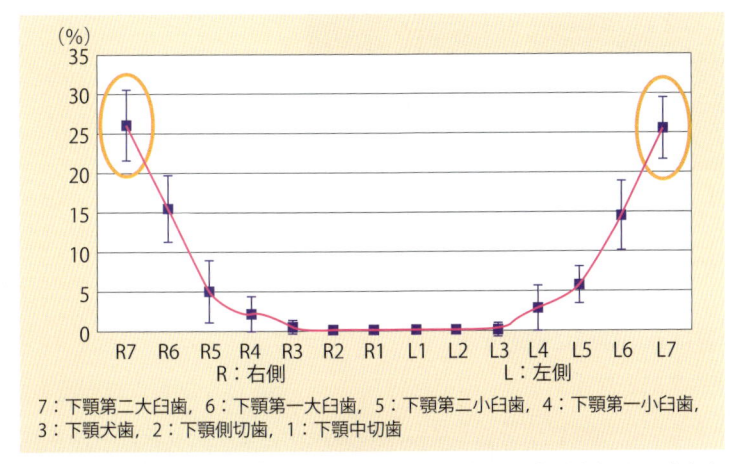

図7-12 咬頭嵌合位で噛みしめを行った際の個々の歯が負担する咬合力

### 7）7番は後方隣接歯による接触点支持がない

接触点が遠心にないことにより，咬合力による歯が負担する応力を隣接歯によって分散しがたく，歯根膜の歪みと歯根自体の歪みを起こしやすいのが7番です．（図7-13）

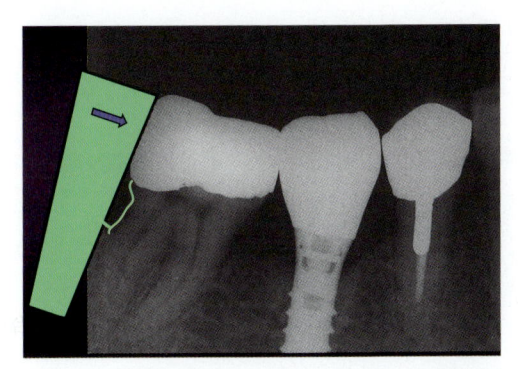

図7-13 7番の遠心には隣接歯がないため歯根は歪みを起こしやすいのです．

### 8）7番遠心はセメント質が破壊されやすい

7番の後ろには隣接歯がないことが多く，接触点によって支えられている歯がないので咀嚼しているときの連続した咬合圧で傾きやすいのです．これが遠心面セメント質にマイクロクラックを生じさせます（図7-14）．

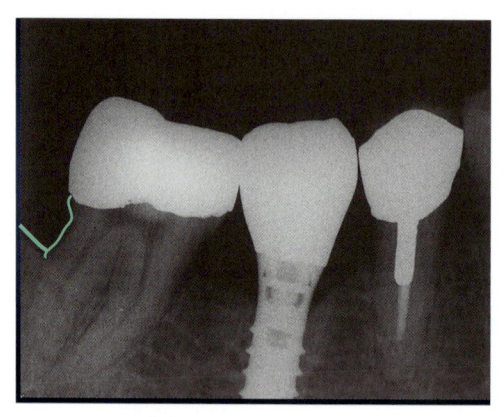

図7-14　7番遠心面のFCK直下にのセメント質マイクロクラックによる歯根吸収として認められます．

### 9）7番は心の問題に関連する

精神的ストレスがあると，中枢神経系では，下垂体が副腎皮質刺激ホルモン（CRH）を放出する．自律神経系を通じては副腎髄質がエピネフリン，ノルエピネフリン等のカテコラミンを分泌する．近年の研究では，噛みしめることによりCRHの分泌を抑制することが報告されている．噛みしめることがストレス抑制的に働くのであれば，7番は50％の咬合力を担っており，咬合の要としてストレス抑制機能を発揮する装置として7番を保存することの意味は大きいと考えられます．

### 10）根分岐部が破壊されやすい

歯周病では，歯列のなかで7番の歯周ポケットが最も深く，アタッチメントロスも最も大きいことが多いため（図7-15），根分岐部が破壊されやすいのです．これらが，7番を最も早く喪失する原因となります．

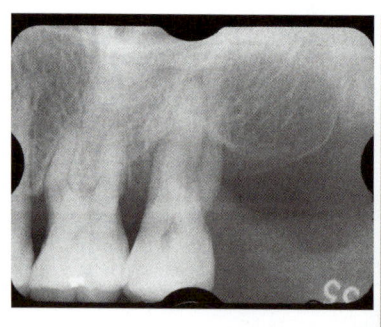

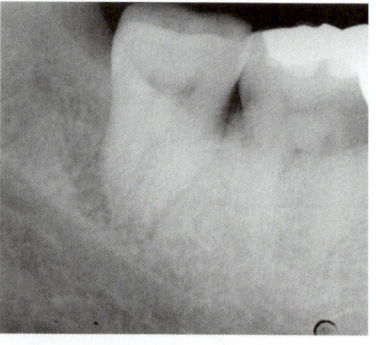

図7-15　a 上顎7番の分岐部，b 下顎7番の分岐部を示します．

## 参考文献

1) 神田三郎：九州歯科學會雜誌 8（3），37-40，1954
2) 船越正也：食と教育―咀嚼と脳から考える，OHブックス，2004
3) 波多江久実，末田武，横田　誠：歯肉縁下プラークコントロールとして用いた機械的洗浄による歯周ポケットの改善症例について，日歯周誌，40：350-357，1998
4) 波多江久実：超音波スケーラーのチップを用いた歯周ポケット内洗浄による臨床的および細菌学的効果について．九州歯会誌，51：842-850．1997．,
5) Hirschfeld & Wasserman（1978）A long-term survey of tooth loss in 600 treated periodontal patients. J Periodontol. 49. 225.
6) 横田　誠，久保浩二，末田　武，初期治療後の歯周や部位による歯周ポケット減少反応，日歯周誌，930-940，1989，文献
7) 岩川忠：歯周炎が歯の挺出へ及ぼす影響についての実験的研究．日歯周誌（37）11-10．1995.
8) 横田成一：歯周炎が歯の移動に及ぼす影響についての実験的研究．九州歯会誌，50（1）：223-236．1996.
9) Noriyoshi Noma, Hiroshi Kakigawa, Yoshio Kozono, and Makoto Yokota：Cementum Crack Formation by repeated Loading In Vitro. J. Periodontol, 78, 764-769, 2007
10) 横田　誠，鬼ヶ原真人，深野木健，末田　武：初期治療後の歯周ポケットの改善について．日歯周誌，25：218-224，1983.
11) 横田　誠，久保浩二，末田　武：初期治療中における各歯面のポケット減少反応とプラーク付着率との関係巻：日歯周誌，31：1182-1196，1989
12) 初期拾療後の歯種や部位による歯周ポケット減少の反応性　日歯周誌　31巻　3号　930-940　1989年
13) Yokota M, Kubo K, Matsuyama K, Sueda T.：Pocket depth reduction by tooth types and sites after initial treatment. Dent Jpn (Tokyo).; 27:127-33. 1990
14) 横田　誠，久保浩二，瀬戸口尚志，保坂　均，町頭三保，末田武：初期治療中における各歯面のポケット減少とプラークコントロールの関係．日歯周誌 31：1182〜1196，11989
　　吉江弘正，高柴正吾 編：歯周病と7つの病気．永末書店．97，2007

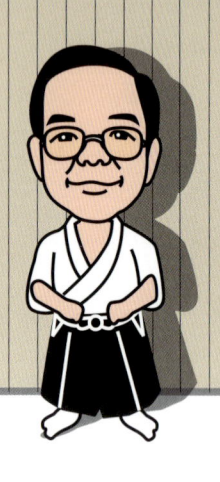

# 8章　歯科医師と患者の意識改革

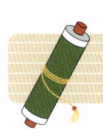

## 1. 正しいプラークコントロールを習慣づける

　横田ペリオ道場の解説も最終段階となりました．横田ペリオ道場というタイトルに不思議な印象を持った方々も多かったのではないかと想像します．歯周病の治療は，術者側のスキルはもとより，患者さんの意識改革が必要です．なんでまた今さらプラークコントロールなんだ？と思われる向きもあるかもしれませんが，以前の私たちの研究からは，プラークコントロールレベルの低い人はスケーリングの効果も低いことがわかっています．そのため，患者さんが「歯周病とは何か」を知り，治療することの意味を理解し，高くセルフモチベートされた心構えを持続させることが重要です．また，歯周治療の効果を上げるには，まるで「修行」のような繰り返しの訓練が必要になります．そこで本書のタイトルを"横田ペリオ道場"としたのです．

### 1) 意識改革のための情報

　序章にあげたグラッサーは，行動決定を下している心理要因を「外的コントロール」と「内的コントロール」に分類しています．人の意識が変わるには，外的圧力より，患者さんの内的コントロールに働きかけられるほうがはるかに効果的です．それには，医療職は患者さん一人ひとりに適応した"適切な情報"を入れたいくつもの引き出しをもつ必要があります．これまでの各章でさまざまなテーマについて語ってきましたが，それぞれのテーマでは，歯科衛生士の皆さんが患者さんに説明するときに必要な引き出しの中身を提供してきたつもりです．これらの引き出しの中身をさまざまなタイプの患者さんの心に残る"内的コントロールペッグ（きっかけ）"として使っていただきたいと思います．

### 2) 当たり前のことだから難しい

　正しいプラークコントロール法を習慣化することは，大変に難しいことです．プラークコントロールといっても中心となるのは歯磨き習慣ですから，多くの患者さんにとっては"当たり前のこと"と感じる向きもあるでしょう．逆にいえば，あまりに

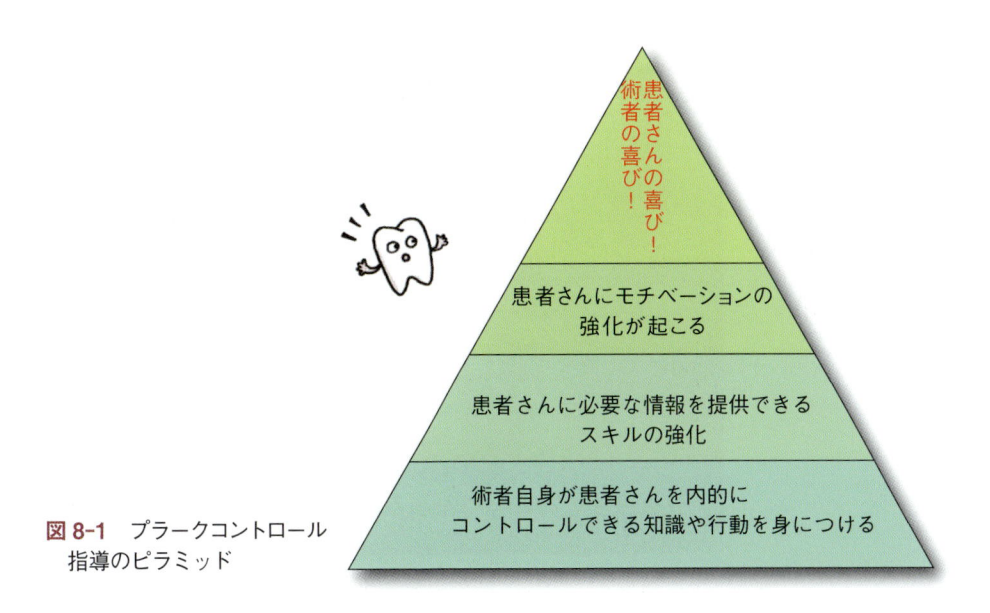

図 8-1　プラークコントロール指導のピラミッド

（ピラミッド上から：患者さんの喜び！術者の喜び！／患者さんにモチベーションの強化が起こる／患者さんに必要な情報を提供できるスキルの強化／術者自身が患者さんを内的にコントロールできる知識や行動を身につける）

日常的な行為だけに，患者さんに対してはなおのこと説得力のある説明が必要になります．人は，共感できる情報によって内的コントロールされ「考え方」や「意識」が変わります．この考え方が変わることにより次に「行動」が変わるのです．次に行動が変われば「習慣」が変わります．習慣が変わればしめたものです．治療の効果も変わり始めます．そして健康な歯周組織を取り戻し，よく噛めて，ストレスが減り，3章でも書いたように「脱メタボ」にも貢献して，いっそう健康的な生活を送れるようになるのです．プラークコントロールを身に付ければ，単に歯だけにとどまらないよい結果が待っています（図 8-1）．

## 3)「糖尿病」とよく似ている「歯周病」

歯周病と似たような慢性的疾患としては，3章で解説した「糖尿病」があります．歯周疾患は Hubbard が「silent disease」と述べたように，患者さんにとって病識の低い疾患であることや，悪化するまで気づかないといったところもよく似ています．「プラーク」は糖尿病でいうところの「血糖値」に相当するでしょう．糖尿病における高血糖は，結果として心筋梗塞や糖尿病性腎症，糖尿病性網膜症などの合併症を引き起こすから怖いのです．プラークは，それ自体がすぐに患者さんに何か自覚症状を引き起こすことはありませんが，長期的には歯周ポケットが形成され，歯槽骨吸収が起こり，気づいたときには歯の喪失にもつながる厄介なものです．したがって，プラークコントロールはさしずめ糖尿病における食事療法や運動療法に相当するといえるでしょう．

## 4) 歯周病にも重点的な「歯周病教育的指導」を

血糖コントロールがうまくいかない糖尿病の患者さんには，時に「教育入院」とい

表 8-1　デールカーネギー「人間関係の 10 の法則」

**デールカーネギー**
**10 の人間関係の法則**
1. 批判しない．苦情も言わない．
2. 花束，率直で誠実な評価を与える．
3. 強い欲求を起こさせる．
4. ラブレター，誠実な関心を寄せる．
5. 笑顔
6. 名前は当人にとって最も大切なひびきを持つ言葉であることを忘れない．
7. 聞き手にまわる．傾聴
8. レントゲン，相手の興味のありかを知る．
9. 十両箱，心から重要感を与える．
10. 議論を避ける．

う手段がとられる場合もあります．歯周病の場合でも同じようなシステムを作る必要があると思います．通常の指導では効果がない人に向けて，重点的に行う「歯周病教育的指導」というようなものが保険診療においても設定されれば，長い目でみて医療費抑制にも貢献するのではないかと思われます．

### 5) 外的圧力による指導

20 数年前の私は，患者さんに「O' Leary のプラークコントロールレコード（PCR）」10％を目指して指導していました．このときの指導はまさに柔・剣道の師範のように，患者さんにビシビシ"ブラッシングの技"を教え込んだものです．理由は明白で，歯周病はプラークコントロールを励行しなければ，治療効果が上がらないからです．しかも，適切なブラッシングが身についていない人は，多くの場合再発するのです．「あなたを治療するのは無駄だ」と厳しく叱ることもありました．時には「再発することが明らかな人を診ている暇はありません」と追い返すような言葉を用いることすらありました．当時の私は，「生真面目ゆえの批判・非難」など，患者さんに対する外的コントロールのオンパレードでした．

### 6) プラークコントロール指導にはコミュニケーション能力が必要

コミュニケーション能力開発の先駆者であり，「人を動かす」の名著を残したデール・カーネギー（Dale Carnegie）は，人をモチベートさせる多くの法則を述べています．その代表的な「人間関係 10 の法則」を表 8-1 にあげます．

カーネギーの著書のなかで心理学者オーバーストリート（Overstreet）教授の言葉が紹介されています．「人間の行動は心のなかの欲求から生まれる…だから，人を動かす最善の方法は，まず相手に強い欲求を起こさせること．これをやれる人は，万人の支持を得ることに成功し，やれない人は一人の支持者も得られないであろう」と述べ

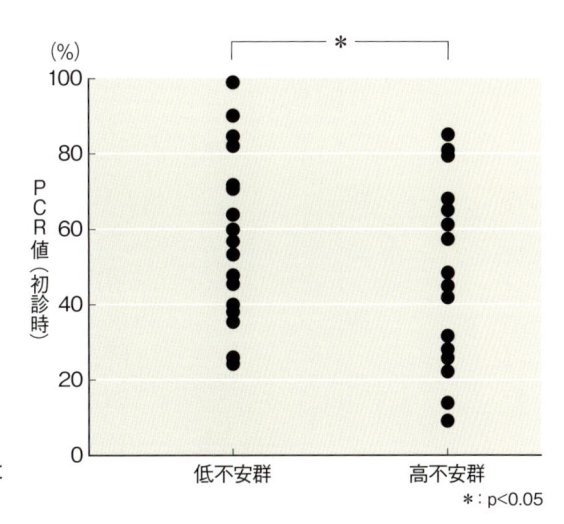

図 8-2　初診時の PCR と状態不安との関係

*：p<0.05

ています．

### （1）「デール・カーネギー人間関係コース」の公認インストラクターとして

　20数年前，私はカーネギーのこの教えによって意識ががらっと変わりました．どう変わったかというと，それ以来，患者さんが少しでも努力していれば称賛して，無理強いすることなく，共感的に気長にじっと患者さんの内面の変化を待つようになったのです．

　そうしているうちに，患者さんたちに「気づき」が生まれる瞬間があることがわかってきました．このような指導における発見を経験すればするほど，デール・カーネギーの教えは天才的だと思うようになり，ついには歯学部教授としては初となる「デール・カーネギー人間関係コース」の公認インストラクターにまでなっていました．「人の心を学ぶこと」がいかに私のなかで衝撃的であったかがおわかりいただけたと思います．

### 7）プラークコントロールと性格傾向

　4章でも解説したように，質問紙法 STAI の「不安尺度」を用いて，患者さんの性格傾向がプラークコントロールの改善度とどのように関連しているかを検討しました．特性不安と状態不安をそれぞれ高不安群と低不安群に分け，PCR の推移との関係を分析したのです．その結果，初診時における「状態不安」でみてみると低不安群が高不安群より統計的に有意に PCR 値が高いことがわかりました（**図 8-2**）．低不安群つまり「のんびりとおおらかな人」は，高不安群に比べて，日頃の口の手入れが行き届いていないことがわかりました．

　さらに歯磨き指導を行うと，不安の度合いにかかわらず2回目まではほぼ同等のレベルまで改善しましたが，3回目以降は低不安群の改善度が鈍っていることがわかりました．ここでもノンビリ屋さんの低不安群ではモチベーションが継続しにくいことを示しています（**図 8-3**）．

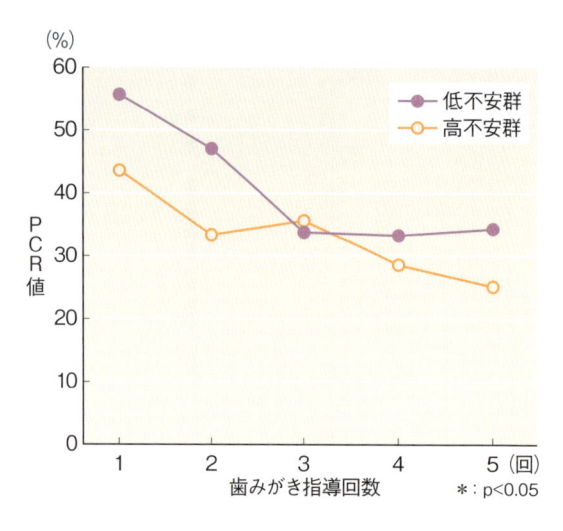

図 8-3　初回から 5 回目までの PCR 値の推移と状態不安との関係

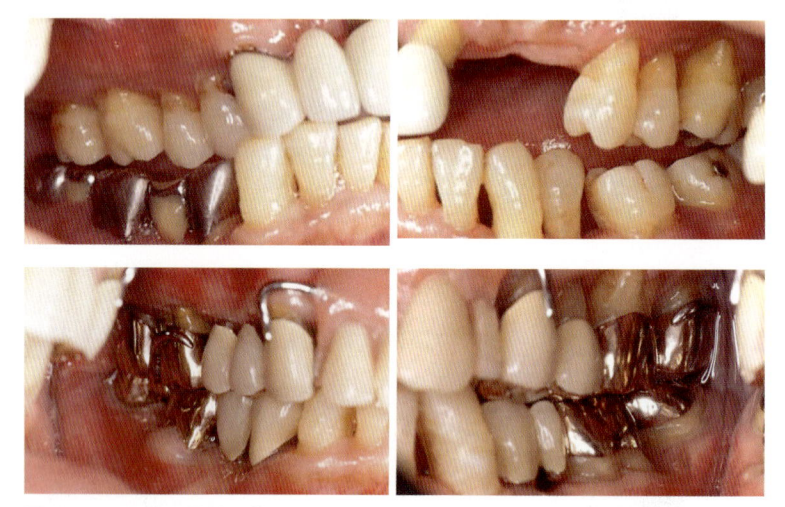

図 8-4　52 歳の男性．「PCR 値が一向に改善しないし，歯周病も治らない」と当科に紹介されてきました　1，2 は初診の状態，3，4 は治療後の状態を示しています．

## 8）あるとき気づきが生まれた患者

　図 8-4 は 52 歳の男性です．「PCR 値が一向に改善しないし，歯周病も治らない」と当科に紹介されてきた患者さんです．STAI が低く，いわゆる「のんびり屋で協力度の悪いタイプの患者さん」と思われました．

　最初はしばらく PCR 値は 30〜40％台をウロウロしていましたが 1 年 2 カ月を過ぎたころから突然 20％以下にまで改善し，その後は 10％台に到達したのですから驚きです．

　PCR 値が 10％台というと，通常の患者さんがなかなか到達できるレベルではありませんから，内的コントロールに訴えるように情報を伝え続けることで，人はあるときがらっと変化することがわかります．そういった意味でこの PCR 値の推移表を見て

**図 8-5** 図 8-4 の患者さんの PCR 値の推移表
約 1 年以上 PCR 値は 40％台でしたが，初診から 14 か月後から突然 20％以下と改善し，さらに 1 か月後には 10％台まで下がりました．

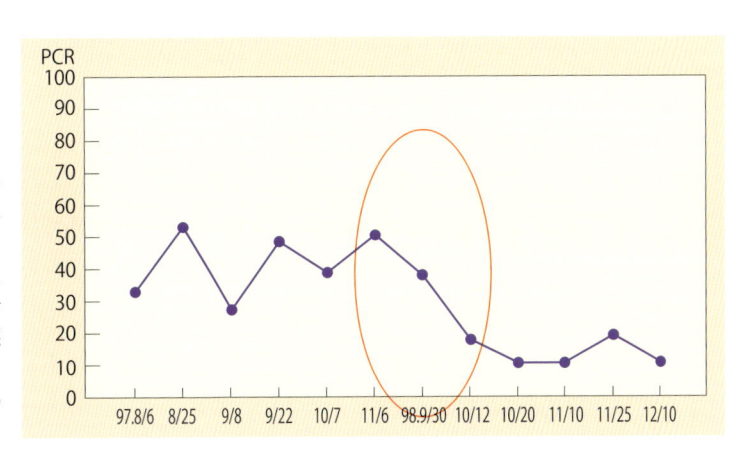

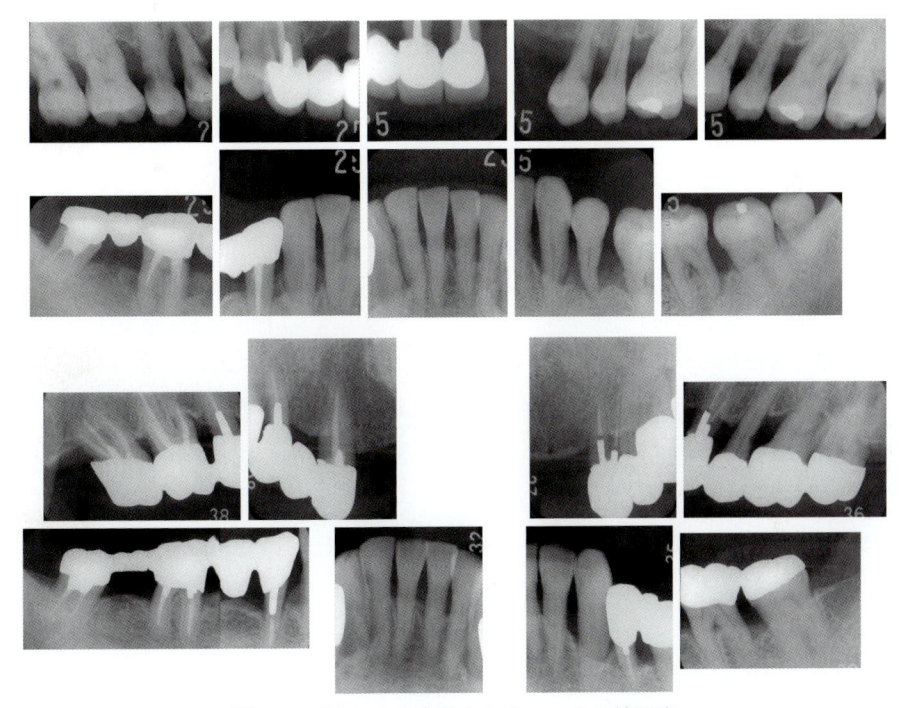

**図 8-6** 図 8-4 の患者さんのエックス線写真

いると，その変化が実は患者さんの心の変革の推移にも見えてきますから面白いものです（**図 8-5**）．気長に変化を待つことがいかに重要かがわかった症例です．プラークコントロールの改善とともに骨の改善も認められます（**図 8-6**）

### 9）内的要因によるモチベーション

前述したデール・カーネギーの著者「道は開ける」には，現在言われている人間関係の法則やコーチングのエッセンスが入っています．この本では，教育や指導の基本を「教える側」にではなく「教えられる側」に焦点を置いて解説されています．勝手に自分のことばかりしゃべって他人の言葉に耳を貸さない人の話を誰が聞きたいと思

うでしょうか．名前でよび，その人の職業や背景などを理解したうえで指導するならば，患者さんは自分を認めてくれた，自己の重要感が満たされたと肌で感じ取り，やがて"心の変化"が起こり始めるのです．

### 10）選択理論によるプラークコントロールモチベーション

ウィリアム・グラッサーも，人間関係の真髄を述べた「選択理論（チョイスセオリー）」のなかで「人が物事を決定するときは，自分の内なる声を選択している」と述べています．人間は，ほとんど内側から動機づけられて行動を決定しています．これは歯周病における患者さんへの指導で，最も大切なポイントの1つです．どうぞ皆さんもこのことを忘れないようにしましょう．

選択理論とは，アメリカの精神科医ウイリアム・グラッサー博士が提唱している新しい心理学です．発表以来40年間，世界各国で普及し，カウンセリングや学校教育，組織，家庭環境などさまざまな人間関係が絡む環境のなかで，よりよい人間関係を築く手法として高い評価を得，幅広く活用されています．特に選択理論をベースとしているカウンセリング，リアリティセラピーは，世界九大カウンセリングの1つとして，アメリカやカナダを中心に広がっています（表8-7～9）．

表8-7　内的コントロール
- 1. 傾聴する
- 2. 支援する
- 3. 尊敬する
- 4. 信頼する
- 5. 受容する
- 6. 意見の違いについて交渉する
- 柿谷正明，柿谷寿美江訳，ウイリアム・グラッサー「選択理論」，2007，アチーブメント出版

表8-8　人間の基本的欲求
- 1. 生存の欲求
- 2. 愛と所属の欲求
- 3. 力の欲求
- 4. 自由の欲求
- 5. 楽しみの欲求
- 柿谷正明，柿谷寿美江訳，ウイリアム・グラッサー「選択理論」，2007，アチーブメント出版

表8-9　選択理論によるプラークコントロール
- 内的コントロール型プラークコントロール
- 1. 人は命令や褒めるだけでは動かない．
- 2. 患者さんにプラークコントロールの目的を伝える必要があります．
- 3. 患者さんの上質世界（本人が真に求める"5つの基本的欲求"）があります．それに従ってカウンセリングを行う必要があります．
- 4. 自分の上質世界と合致した時に患者はモチベートされます．
- 5. たえずカウンセリングは強化し続けなければもとに戻ります．

## おわりに

　これまで述べてきた,「横田ペリオ道場」とは,"すべての患者さんの歯周病を治したい"との目標を持って進んできた,これまでの私の臨床的な研究成果から生まれたものです．道場とは,少しずつ訓練して思考と行動を変えようとするものです．毎日の臨床のなかで遭遇した患者さんから,情報を得てそこから仮説を立て,それを研究して新しい知見を得ます．またその知見を臨床に応用すると,その結果新たな仮説が生まれ,新たな仮説は科学的実証という新たな結果を生みます．一つの結果が次の仮説を生み出す栄養となって,新しい仮説は新たな果実を実につけます．そしてそれを刈り取り,新しい果実は,次の仮説を生み出し,一連の発見進化の過程がスパイラルに前進していった結果,新しい世界が見えてくるものです．

　この成果はとても美味しいと私は思うので皆さんとともに分かち合うつもりで情報を提供しました．気が付きますと,私の技術改良は,ちょうどイネやムギ,トウモロコシ,イモなどの穀物を,収穫量,耐病性,味,耐寒性,耐暑性（温暖化対策）,耐虫性,などを向上させる目的で行われる品種改良の過程と似ていると思いました．医学の進歩も診断技術,治療技術の進歩が目標ですが,では,歯周治療の目的はと問われれば,健康な歯周組織を再現することで,よく咀嚼でき,その結果,健康な歯を維持することで患者の健康な生き方を支援することです．このような目的のために,歯周基本治療,再生療法,歯周外科,SPTなどの一連の治療技術が進歩するのです．

　少しずつ変化させているうちに,ときには突然変異が生まれてきます．

　皆さまも,歯周治療を始めとする歯科治療が国民の健康を維持する内的コントロール型医療であることを再度見直してみてください．

## あとがき

　今日，医療技術は長足の進歩を遂げ，人々に多大な恩恵をもたらしました．医科においては，かつては致命的であった病を救う現代の外科手術などは，ときに神の手として喝采を浴びることもあります．また，歯科においても歯周組織再生療法などの先端技術が注目されています．こうした医療技術の発達は，誠に喜ばしいことでありますが，本来はそのような重篤な疾患の罹患を未然に防ぐ医療の進歩こそが賞賛される時代が来てほしいと筆者は考えています．

　――大事なのは，"病を治す"ことではなく
　　"健康を守る事だ"
　　医者も薬もいらない状態を
　　作ることの方が大事なことなんだよ
　　どうやれば健康を守れるか
　　医学を考える前に
　　健康学をこそ考えなければならないと思う――

　これは，『アマテラス』（美内すずえ　著）の一節ですが，このセリフは医療について，筆者が考えていることをそのまま表現してくれています．

　筆者が，歯周病の勉強を始めた頃のわが国の歯周治療のレベルは，今であれば歯ブラシを一所懸命やれば治る程度の歯周病が対象で，中等度の歯周病さえ治せない時代でした．一般社会はもとより歯科界でも歯周病は治らない病気とされており，歯を抜くしかないと考えられていました．そんな時代から筆者は，臨床研究者として40年間歯周病にかかわってきました．
　当初は，歯周病を治せる歯科医師になりたいと思っていました．その後10年，20年，30年と学ぶうちに，治療後の再発を防止する歯周治療システムの確立こそが重要だと思うようになりました．そして，治療中の歯周組織反応が重要であることに気付き，再発しやすいかどうかを判定できる予後診断法（＝事前対応型歯周治療）を開発しました．これで，予防をしやすい，あるいは再発防止をしやすい患者がわかるようになりました．
　この間，世界では歯周病が糖尿病，動脈硬化などの全身疾患にも大きな影響を及ぼすことが明らかにされました．そして，歯周治療が全身疾患の予防に大きな意味を持つことが定説となったのです．

　口は，食物を咀嚼し，唾液と混ぜ，口腔内消化を行います．その後，食物は，食道，胃，小腸，大腸へと運ばれ，その栄養が全身に回り生命が維持されています．貝原益軒氏やフレッチャー氏ら多くの先人達は咀嚼の重要性を繰り返し指摘してきました．100歳以上

の長寿者をインタビューすると，生活習慣に多数共通していることは，一口量の食物を30回以上も咀嚼しているという点でした．また，80歳以上で歯が残っている人は，そうでない人に比べて，死亡率が低いこともわかっています．また，兵庫県の研究では，歯の数が4本以下の人は，20本以上の人と比べて年間医療費は7万円ほども高いことがわかりました．このようなデーターを見ますと，歯が人の健康に大きくかかわっていることがうなずけると思います．さらに，咀嚼することで脳の前頭連合野が活性化することも，明らかにされています．

　現在わが国で，歯を失う歯科の代表的疾患である歯周病は，ほとんどの中高年者が罹患している疾患です．それなのに，国民にその重要性や必要性が十分に伝わっていなかったり，なおざりにされているという現実があるのです．そこで，歯科にかかわる専門家に，改めて何のために歯を残すのか，何のために歯周病を治すのかという根本的な意味や，歯の役割の重要性を知ってほしいという思いで本書を執筆しました．筆者の提唱する歯周治療は，①病気にならない，②なったら治す，③再発させないというように，前倒しに治す，すなわち予防的な治療の考え方を取っていることから，"事前対応型歯周治療"と表現できると思います．このような予防を重視した事前対応型医療は，資源を大切に使い，価値あるものを製造し長持ちさせるストック型経済にたとえることができます．フロー型経済は，大量生産，大量消費のために自然破壊，$CO_2$や産業廃棄物の増大など，多くの問題を噴出させました．薬に依存する医療が中心のこれまでの医療も，本来生体のもっている回復力＝自然治癒力を奪い，医療費も膨らみ続けています．歯科では多量の薬は使いませんが，歯科に通い続けると，結果として歯がなくなっていくというのでは，フロー型経済のような危うさに似た側面があります．それよりも歯周病にしない，重症化させない，そして歯を残して健康で長生きすることに寄与する歯科医療が重要です．

　本書の内容が歯周治療に取り組んでいる方のさらなるモチベーションの強化に，またこれから取り組まれる方には歯周治療の奥の深さを知っていただくために，お役に立つことを願ってやみません．

2011年9月　横田　誠

# さくいん

## あ

アズラハム・マズロー　2
アタッチメントレベル　35
アタッチメントロス　27, 62
アテローム　32
アドレナリン　43
アドレナリン添加　42
アドレナリン非添加　42
アブフラクション　63
アボリジニ　62

## い

痛み　43
イニシャルセラピー　9
イニシャルプレパレーション　4
医療制度改革　24
医療費抑制　34
インスリン　27
インスリン抵抗性　37

## う

ウィリアム・グラッサー　2
齲蝕発生のリスク　54
うつ的傾向　44

## え

エナメル質の楔状欠損　63
エムドゲイン　11
嚥下性肺炎　32
炎症性サイトカイン　27
エンドルフィン　47

## お

オーバーストリート　76

## か

外傷性咬合　20
快適ホルモン　47
カウンセリング　80

顔の形態　53
カテコールアミン　43
噛む力　52
　　──と運動機能　52
加齢現象　65
がん　31
感覚器官　48
冠状動脈疾患　31
完全咀嚼法　35
顔貌　57
顔面筋　60

## き

基本的欲求　80
臼磨運動　68
共食　49

## く

口ポカーン　54
グラッサー　74
クレンチング　48

## け

外科処置　4
血圧　43
血管の病気　31
楔状欠損　62
血糖コントロール　37
血糖値　36
血糖値コントロール　11

## こ

交感神経　47
抗菌薬　28
口腔ケア　32
口腔微生物　31
高血圧　24
咬合力　53
口呼吸　54
高脂血症　24

抗重力筋　1
口唇閉鎖不全　54
高齢者の肺炎　32
誤嚥性肺炎　32
コーチング　79
呼吸器疾患　32
国民医療費　24
コミュニケーション能力　76
コレステロール　31
根分岐部病変　70
根面クラック　64

## さ

細菌性プラーク　11
細菌の内毒素　6
最大咬合力　68
サイトカイン　26
再評価基準データー　7
サイレントディジーズ　50
サプリメント　2

## し

死因別死亡者数　24
歯科恐怖症　39
歯間空隙　20
歯間乳頭　58
歯間離開　21, 22, 58
歯根膜　48
　　──の腫れ　20
歯根面破壊　64
歯周基本治療　4
歯周基本治療後の反応が悪い部位　13
歯周基本治療後の予測　8
歯周組織破壊のメカニズム　20
歯周治療における血糖値の変化　29
歯周病がかかわる全身疾患　30
歯周病関連細菌　28
歯周病教育的指導　75

歯周病治療　4
歯周病と血管疾患　31
歯周病の原因菌　32
歯周ポケット　20
　　──の深さ　35
歯周ポケット減少の基準値　5
歯周ポケット内の慢性炎症巣　26
自然脱落　6
自然治癒力　9
歯肉縁下　6
歯肉退縮　63
歯肉の腫れ　20
状態不安　45
初期治療　4
食育基本法　2
食事作法　46
歯列のインテグリティ　51
新型歯ブラシ　13
神経障害　25
心血管疾患　31
診査表　8
心疾患　24
ジンジパイン　32
浸潤麻酔　42
心臓疾患　32
腎臓障害　25
心理テスト　41

## す

垂直挺出量　22
睡眠時無呼吸症候群　55
スクラム理論　51
スケーリング　4
スケーリング・ルートプレーニング　22
スティルマンのクレフト　62
ストレス因子　46
ストレス解消　47
ストレスホルモン　47
ストレッサー　46

## せ

生活習慣病　2, 24
生活習慣病予防　24
世界保健機関　25
セメント質　6
　　──の亀裂　64
セロトニン　1, 47
選択理論　2, 80

## そ

早期接触　20
早期低体重児出産　33
早産　33
咀嚼　34
　　──と神経　37
咀嚼筋群　60
咀嚼障害病　37
咀嚼力　54

## た

第二大臼歯　67
　　──の咬合力　53
タッピング　64
脱メタボ対策　16

## ち

チューインガム　47

## て

提状隆起　54
デール・カーネギー　76
テンションリッジ　54

## と

道元禅師　46
糖尿病　24, 25, 75
　　──の合併症　27
　　──の第6番目の合併症　26
糖尿病患者　37
動脈硬化　31
動揺歯　36

ドーパミン　47
ドキシサイクリン　28
特性不安　45
ドクターショッピング　44
特定健康診査　24
特定保健指導　24
トレポネーマ・デンティコーラ　32
トロンボモジュリン　32

## な

内因性のカテコールアミン　43
内臓脂肪症候群　24
内的コントロール　74, 80
内的コントロールペッグ　74

## に

日本人の死因　31

## の

脳血管疾患　24, 31
脳の活性化　49
ノルアドレナリン　43

## は

肺炎予防　33
バイオフィルム　26
ハイジェニックフェーズ　9
歯が浮く　21
歯ぎしり　48
歯と歯の接触関係　55
歯のスクラム理論　51
歯の挺出量　21
歯の動揺　63
歯ブラシの散髪屋さん　12

## ひ

非定型顔面痛　44
肥満者　24
表情筋　1
疲労性破壊　67
頻回手術症　44

## ふ

不安　43
不安傾向　41
不安度テスト　44
副交感神経　47
不定愁訴　44
プラーク　11
プラークコントロール　4
プラークコントロールレコード値　6
プラークコントロールレベル　11, 74
プラーク残存率　13
ブラキシズム　48, 63
フラミンガムスタディ　25
フレッチャーイズム　35
フレッチャーさんの完全咀嚼法　34

## ほ

ポルフィロモナス・ジンジバリス　28, 32

## ま

マイクロクラック　64

## み

マウスピース　52
マッコールのフェストゥーン　62

## み

未病　34
脈拍数　43

## め

メタボリックシンドローム　24, 25
メラトニン　47

## も

網膜症　25

## よ

欲求段階説　2

## り

リアリティセラピー　80
リドカイン　42

## る

ルートプレーニング　4

## ろ

露出セメント質　6

## わ

ワイルダー・ペンフィールド　60

## 数字

10の7番問題　67
1型糖尿病　25
2型糖尿病　25
7番の咬合力　53

## 欧文

Cデンチャー　38
HbA1c　27
PAL　35
PCR値　6, 11
Peritect V　14
PPD　35
STAI　41
WHO　25
WSD　62

【著者略歴】

# 横田　誠
1970年　九州歯科大学歯学部卒業
1971年　東京医科歯科大学歯学研究科入学
1975年　東京医科歯科大学歯学研究科学修了
1976年　東京医科歯科大学第2保存科助手
1980年　東京医科歯科大学第2保存科講師
1980年　鹿児島大学歯学部第2保存科助教授
1983年　米国ロマリンダ大学歯周病センター　文部省在外研究員
1990年　九州歯科大学教授
2011年　九州歯科大学教授　退官
2011年　九州歯科大学名誉教授
　　　　昭和大学歯学部客員教授
　　　　横田塾開講（福和会）

\* \* \*

日本歯周病学会専門医，指導医
日本歯科心身医学会理事
日本歯科心身医学会専門医，指導医
日本歯周病学会名誉会員
日本歯科保存学会名誉会員
日本口腔インプラント学会（専門医，指導医）

---

ようこそ！横田ペリオ道場へ
―命と心と歯周病―　　　　ISBN978-4-263-42177-2

2011年9月25日　第1版第1刷発行

著　者　横　田　　　誠
発行者　大　畑　秀　穂
発行所　医歯薬出版株式会社
〒113-8612 東京都文京区本駒込1-7-10
TEL. (03)5395-7638(編集)・7630(販売)
FAX. (03)5395-7639(編集)・7633(販売)
http://www.ishiyaku.co.jp/
郵便振替番号　00190-5-13816

乱丁，落丁の際はお取り替えいたします　　印刷・三報社印刷／製本・愛千製本所
© Ishiyaku Publishers, Inc., 2011. Printed in Japan

本書の複製権・翻訳権・翻案権・上映権・譲渡権・貸与権・公衆送信権（送信可能化権を含む）は，医歯薬出版(株)が保有します．
本書を無断で複製する行為（コピー，スキャン，デジタルデータ化など）は，「私的使用のための複製」などの著作権法上の限られた例外を除き禁じられています．また私的使用に該当する場合であっても，請負業者等の第三者に依頼し上記の行為を行うことは違法となります．

JCOPY ＜(社)出版者著作権管理機構　委託出版物＞
本書を複写される場合は，そのつど事前に(社)出版者著作権管理機構（電話03-3513-6969, FAX 03-3513-6979, e-mail:info@jcopy.or.jp）の許諾を得てください．